★★물리치료사 국가고시 대비★★

2013년 신판!

Power Manual of

운동치료학 1

전국물리치료학과 학생학술연구회 엮음

Physical Therapy

예당북S

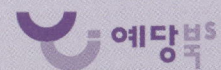

출간을 하면서...

사람들은 모두 제각기 이루고자하는 목표가 있습니다. 그 목표를 이루기 위해서는 좌절도하고, 힘이 들어도 열정적인 도전정신을 가지고 끝까지 그 목표를 이뤄내야 합니다.

전국에 있는 물리치료학과 학생들은 물리치료사의 꿈을 갖고 각 대학에서 목표를 이루기 위해 그 향기를 주변에 풍기고자 합니다. 그러나 그 결실을 맺기 위해서는 넘어야 할 벽이 있습니다. 바로 국가고시입니다. 이 벽을 넘으면 각자 가는 길목에서 그윽한 서로의 향기를 뿜을 수 있을 것입니다. 따라서 물리치료학과 교수로서 해마다 이 벽을 넘고자 하는 학생들에게 무엇을 해야 할 것인가? 심도 있는 고민 끝에 벽을 넘기 위해 막연해하는 국시수험생들에게 도움이 될 수 있도록 교과서 중심의 물리치료사 국가고시 전 과목 요약집을 준비하고자 결심을 하게 되었는데, 마침 평소 지인이신 예당북스 최경락사장님께서 뜻을 같이하자는 제의가 와서 협의 후 전국의 국가고시 출제 및 특강 경험이 있는 물리치료학과 교수님들을 모시고 의견을 규합하여 여러 번 편집회의를 갖고 2년여의 오랜 준비기간을 걸쳐 교열과 교정을 통하여 자습서를 일구어 내게 되었습니다.

해마다 국시과목 중 문제유형이 구용어에서 신용어로, 문제문답 제시가 부정형에서 긍정형으로, 난이도의 깊이, 암기형보다는 해석형위주, 임상사례형과 문제해결형, 실제위주형으로 비중이 높아져 가는 추세로 변해가고 있습니다. 이에 맞춰 단순하면서도 깊이 있는 요약과 경험이 많은 교수님들의 지도와 교정으로 명확하고 간결하게 정리를 하여 어려움과 압박감 속에서 방황하는 수험생들에게 방향을 잡아주는 동반자의 역할을 하게 된 것입니다. 그러나 여러 교수님들이 함께 지적하고 지도했지만 자습서가 처녀작이라 앞으로도 계속적인 수정·보완이 필요하다고 생각됩니다.

본 자습서는 국가고시 기출 및 예상문제 등을 분석하여 구성하였고, 각 문제들의 해설을 제시하여 빠른 이해력을 높이도록 하였으며, 실기위주의 문제중심 해결형에 초점을 맞추고자 하였습니다.

학생들과 물리치료의 이론과 실제를 논하고 틈틈이 준비한 자습서가 출간을 앞두고 모아졌을 때 신기하리만큼 감동에 젖었고, 이 자습서들을 여러 교수님들과 교정을 보면서 언제나 끝날지 속박감에 젖어 안타까웠지만 국가고시를 준비하는 물리치료학과 학생들에게 조금이라도 도움이 된다면 그 동안의 고생은 보람으로 돌리고 싶습니다.

끝으로 이 자습서가 나올 수 있도록 지도·교정을 돌봐주신 **광양보건대 최은영, 광주보건대 한상완, 광주여대 윤세원, 경북전문대 조용호, 구미대 배주한, 남부대 김용남·김용성, 남서울대 이상빈, 대구가톨릭대 김중휘, 대구과학대 최석주·최유림, 대구보건대 김병곤·김상수·송준찬, 동신대 남기원, 목포과학대 윤희종, 서남대 박장성, 서영대 심재환, 세한대 강정일·이준희, 순천청암대 유영대, 영남이공대 권용현, 원광보건대 송명수, 전남과학대 황태연, 포항대 임상완, 한려대 조남정, 호남대 이현민 교수님** (대학교 생략, 가, 나, 다순)들과 뒤에서 묵묵히 작업한 대학원생과 전국물리치료학과 학생학술연구회 여러분께 고개숙여 감사드리며, 이 자습서가 출판될 수 있도록 끝까지 도움을 주신 예당북스 최경락사장님 그리고 편집부 직원여러분께 감사를 드립니다.

2013년 2월
김 용 남 교수

물리치료사 국가시험 대비 Power Manual 물리치료학을 내면서...

　물리치료사로서 그리고 물리치료학과를 다니는 학생을 대표하는 모임으로서 저희가 이 책을 만들게 된 계기는 후배들이 보다 멋진 물리치료사로 성장하기를 바라는 마음에서 출발하였습니다. 지금까지 물리치료사 국가시험을 대비하기 위해 기존의 몇몇 문제집을 보거나 선배들이 보던 책을 물려받던 것이 대부분 이었습니다. 하지만 이는 시험을 위한 준비 일뿐 실제로 임상에 나가서는 새롭게 다른 지식을 배워야 하고 습득해야 했습니다. 현재 보건분야는 빠르게 변화하고 있으며, 무한경쟁 시대로 돌입하고 있습니다. 우리 물리치료사도 그 시대의 변화에 따라 기존의 물리치료 지식을 바탕으로 더 많은 것을 배우고 실력을 갖추어야 경쟁력이 생기는 시대가 되었습니다. 이 책이 조금이나마 후배들에게 지식을 넓히는데 도움이 되고 임상에 후배들이 진출하였을 때 소통의 연결고리가 될 수 있는 책이 되었으면 하는 바람입니다.

　이 책에서는 기존의 국가고시 유형을 반영하여 편집을 하였고, 국가고시시험에 필요한 이론 뿐만 아니라 기본적으로 임상에서 필요한 이론들을 추가적으로 포함하고 있습니다. 또한 이 책에서는 다른 문제집과 비교하여 많은 수의 문제를 포함하고 있으므로 학습한 이론을 문제 풀기를 통하여 이론확립과 문제 유형 대비를 한 번에 할 수 있는 장점이 있습니다. 그리고 각 문제에는 문제해설을 통해 보다 편하고 쉽게 개념을 한 번 더 확인할 수 있도록 하였고, 어떠한 문제가 중요하게 여겨지는 지 스스로 판단할 수 있도록 하였습니다. 오답을 줄이고 올바른 개념정리를 위하여 계속되는 검토작업을 진행하였습니다. 비록 방대한 양이지만 시간을 두고 차근차근 준비를 한다면 국가고시 합격은 물론 자신의 실력을 한층 올릴 수 있는 계기가 될 것입니다.

　후배들을 위하는 마음으로 전국물리치료학과 학생학술연구회에서 이 책을 2년 동안 성심성의껏 만들었고, 전국에 계신 **광양보건대 최은영, 광주보건대 한상완, 광주여대 윤세원, 경북전문대 조용호, 구미대 배주한, 남부대 김용남 · 김용성, 남서울대 이상빈, 대구가톨릭대 김중휘, 대구과학대 최석주 · 최유림, 대구보건대 김병곤 · 김상수 · 송준찬, 동신대 남기원, 목포과학대 윤희종, 서남대 박장성, 서영대 심재환, 세한대 강정일 · 이준희, 순천청암대 유영대, 영남이공대 권용현, 원광보건대 송명수, 전남과학대 황태연, 포항대 임상완, 한려대 조남정, 호남대 이현민** 교수님들께서 직접 지도 · 교정을 해주셨습니다.

　이 책이 나오기까지 고생하신 전국물리치료학과 학생학술연구회 21대 위원진과 교수님들께 감사의 말씀을 전하며, 물리치료의 발전적인 방향으로의 성장을 위해 다 함께 노력했으면 하는 마음으로 이 책을 바칩니다.

2013년 2월
전국물리치료학과 학생학술연구회

| CONTENTS |

출간을 하면서
Power Manual 물리치료학을 내면서

01 운동치료의 개념 13

1. 개요 14
2. 환자 관리 15
- 단원정리문제 18

02 관절 가동범위운동 21

1. 관절 가동범위운동 22
2. 수동관절 가동범위운동 23
3. 능동관절 가동범위운동 24
4. 능동보조관절 가동범위운동 24
5. 지속적 수동운동 장치 27
- 단원정리문제 28

03 저항운동 37

1. 저항운동의 정의와 근수행력 관리 원칙 38
2. 저항운동의 형태 40
3. 도수 저항운동 44
4. 기계적 저항운동 45
- 단원정리문제 46

04 유산소운동 55

1. 유산소운동의 용어 56
2. 생리적 반응 57
3. 훈련에 따른 생리적 변화 58
4. 운동 프로그램을 위한 기초검사 60
5. 운동 프로그램의 결정 요소 61
6. 운동 프로그램 62
- 단원정리문제 64

| CONTENTS |

05 신장운동   69

    1. 신장운동의 용어 *70*
    2. 고정과 연장에 영향을 주는 물렁조직의 특성 *71*
    3. 신장운동의 결정요소 *74*
    4. 주의사항 *77*
    ■ 단원정리문제 *78*

06 관절 가동기법   83

    1. 관절 가동기법의 용어 *84*
    2. 적응증과 금기증 *85*
    3. 적응 절차 *86*
    ■ 단원정리문제 *90*

07 물렁조직과 뼈의 병변   95

    1. 물렁조직 병변 *96*
    2. 염증의 관리 *98*
    3. 류마티스 관절염 *101*
    4. 뼈관절염 *102*
    ■ 단원정리문제 *104*

08 어깨관절과 팔이음뼈   109

    1. 관절의 문제(비수술적 관리) *110*
    2. 오목위팔관절의 수술 후 관리 *113*
    3. 어깨관절 질환 *113*
    ■ 단원정리문제 *118*

09 팔꿉관절과 아래팔 복합체   123

    1. 관절 저가동성의 비수술적 관리 *124*
    2. 팔꿉관절 병변 *126*
    ■ 단원정리문제 *128*

| CONTENTS |

10 손과 손목   131
    1. 관절 저가동성의 비수술적 관리 *132*
    2. 관절 저가동성의 병변 *133*
    ■ 단원정리문제 *136*

11 엉덩관절   139
    1. 관절 저가동성의 비수술적 관리 *140*
    2. 엉덩관절 수술과 수술 후 관리 *141*
    3. 과사용증후군의 비수술적 관리 *143*
    ■ 단원정리문제 *144*

12 무릎관절   149
    1. 관절 저가동성의 비수술적 관리 *150*
    2. 무릎관절의 손상과 기능장애 *151*
    ■ 단원정리문제 *154*

13 발목관절   157
    1. 관절 저가동성의 비수술적 관리 *158*
    2. 외상적 물렁조직 손상 *159*
    ■ 단원정리문제 *161*

14 척추   163
    1. 자세 *164*
    2. 척추원반 병리 *167*
    3. 급성기 척추 질환의 일반적 관리 지침 *169*
    4. 척추와 관련된 질환 *169*
    5. 당김 *170*
    ■ 단원정리문제 *174*

15 산과환자를 위한 운동   181
    1. 임신으로 인한 해부 · 생리학적 변화 *182*
    2. 임신으로 야기되는 병리학 *184*
    3. 임신과 출산 후 운동 *186*
    ■ 단원정리문제 *188*

| CONTENTS |

16 혈관 질환　　191

　　1. 동맥 질환 *192*
　　2. 정맥 질환 *193*
　　3. 림프 질환 *194*
　　■ 단원정리문제 *197*

17 폐 질환　　201

　　1. 호흡운동과 환기훈련 *202*
　　2. 기침훈련 *204*
　　3. 체위배담법 *205*
　　■ 단원정리문제 *209*

18 중추신경계 물리치료　　217

　　1. Rood의 접근법 *218*
　　2. Brunnstrom의 접근법 *220*
　　3. Bobath의 신경 발달학적 접근법 *222*
　　4. Vojta의 접근법 *225*
　　5. 고유수용성 신경근 촉진법(PNF) *227*
　　■ 단원정리문제 *231*

참고문헌 *238*
인덱스 *239*

Chapter 1

운동치료의 개념

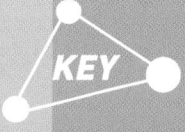

- 운동치료는 임상에서 다양한 질환의 환자를 치료하는데 있어서 효과적인 중재 방법입니다.
- 하지만 운동치료는 중재 방법이 방대하고 치료사의 손을 이용한 도수 치료적인 요소가 많아서 환자에게 적절한 치료적 중재를 적용하는 것이 어렵다는 특징이 있습니다.
- 그렇기 때문에 운동치료는 치료사가 임상에 나가서도 꾸준히 공부해 나가야 할 부분이기도 합니다.
- 이번 챕터는 운동치료학의 정의와 목적에 대해 공부하며 운동치료의 대상자가 되는 환자의 장애 유형 분류에 대해서 알아볼 것입니다.
- 이어서 물리치료를 좀 더 효과적으로 적용할 수 있는 방법인 환자 관리와 임상적 의사 결정에 대해서도 공부할 것입니다.
- 운동치료의 첫 단원인 이번 챕터에서 언급될 내용을 잘 이해한다면 앞으로 운동치료학을 공부해 나가는데 많은 도움이 될 것입니다.

꼭! 알아두기

1. 운동치료의 정의와 목적
2. 장애의 유형과 장애 분류 단계
3. 환자관리 모델의 구성 요소
4. 환자관리 모델에서의 각 단계별 특징과 차이점

CHAPTER 01 운동치료의 개념

1 개요

1 정의
(1) 운동치료란 환자와 의뢰인에게 제공되는 체계화되고 계획된 신체적 움직임의 행위, 자세, 신체적 활동
(2) 목적이 있는 움직임으로 인체의 손상을 교정, 근골격계 기능을 증진, 건강 상태 유지의 목적으로 처방되는 신체적 동작

운동치료의 기능
- 손상의 예방과 조정
- 신체 기능 향상과 회복, 증진
- 건강과 관련된 위험인자의 감소와 예방
- 건강 상태와 건강함, 건강에 관한 정보의 포괄적 활용

2 운동치료의 목적
(1) 근력 및 근지구력의 증진
(2) 협응, 균형 및 기능적 수준의 향상
(3) 관절 가동범위의 증진
(4) 안정성 증진
(5) 이완 증진

3 장애의 유형
(1) 최초의 두 가지 유형인 나기 유형(Nagi model)과 WHO에서 제창한 ICIDH가 있음.
(2) 개정된 ICIDH-2(WHO)와 ICIDH와 나기 유형의 구성 요소를 통합한 장애 유형(NCMRR)이 있음.
  ① 나기 유형(Nagi model) : 병리(pathology), 손상(impairment), 기능적 제한(functional limitation), 불능(disability)
  ② ICIDH : 질병(disease), 손상(impairment), 불능(disability), 장애(handicap)
  ③ NCMRR 분류
    a. 병태 생리(pathophysiology), 손상(impairment), 기능적 제한(functional limitation), 불능(disability), 사회적 제한(social limitation)

b. 장애 유형의 다양성에도 불구하고 각각의 분류는 공통된 요소들의 상호 관계를 반영

질병 (disease)	내재적 병리 또는 이상 상태
손상 (impairment)	심리적, 생리적, 또는 해부학적 구조나 기능상의 비정상
기능 제한 (functional limitation)	장애 상태는 아니지만 목적에 부합하는 정상적인 기능을 할 수 없는 상태
장애 (disability)	정상적인 가동범위 안에서 활동을 수행하는 능력의 제한
핸디캡 (handicap)	손상이나 장애로 인한 사회적 불이익

2 환자 관리

1 환자 관리 모델과 임상적 의사결정

(1) 환자치료에 있어서 결정을 내리고 올바른 판단을 하는 것을 포함하는 근거 제시 및 분석적, 비판적 사고의 역동적이고 복잡한 과정
(2) 5가지 구성 요소 : 검사, 평가, 진단, 예후, 중재
  ① 검사 : 종합적인 (포괄적인) 검사
  ② 평가 : 수집된 자료 평가
  ③ 진단 : 손상, 기능 제한, 장애에 근거한 진단 결정
  ④ 예후 : 환자 중심의 목표에 근거한 예후와 치료 계획 수립
  ⑤ 중재 : 적절한 치료 실시

2 검사 : 종합적인(포괄적인) 검사

- 치료사가 환자의 문제와 물리치료 서비스를 찾게 된 이유에 대한 정보를 얻는 과정
- 검사 과정은 종합적인 예비검사(screening)와 특정검사(specific test)를 포함.
- 검사 과정의 3가지 구성 요소 : 병력 (history), 계통검사 (system review), 검사와 측정 (test and measure)

(1) 병력 (history)
  ① 환자의 현재 상태에 대한 최근과 과거의 정보, 일반적인 건강 상태, 환자가 물리치료를 찾은 이유에 대한 정보를 얻는 과정
  ② 환자 병력에 관한 정보의 제공 경로

면담	환자, 가족, 치료와 관련된 특정인과의 면담
의료 기록	X-ray, 임상 병리 결과 등
다른 의료 팀원의 보고	의뢰서 제공자, 상담자, 혹은 다른 건강 관리 팀원들로부터의 보고

③ 병력으로 얻을 수 있는 정보

인구학적 자료	나이, 성별, 인종, 언어, 교육 등
사회력	가족과 보호자의 지원, 문화적 배경, 사회적 상호 관계 등
직업 / 여가 활동	직업, 여가 생활 등
생활 환경	성장 과정, 우성손 등
일반적 건강 상태	건강과 장애에 대한 인지, 생활 중 위험인자 (흡연, 약물 오남용), 운동 등
가족력	가족 위험인자, 가족 질환 등
의학적 병력	이미 존재한 의학적, 건강 관련 정보 등
현재의 상태	물리 치료를 찾은 이유, 증상의 발병 시점과 과정, 치료 중재의 목적 등
기능 상태 / 활동 수준	현재와 이전의 기능 상태
기타	약물 치료, 의사 소통, 감정 상태 등

(2) 계통검사 (system review)
　① 병력으로부터 얻은 정보를 정리하고 우선 순위를 정한 이후의 검사
　② 간단한 예비검사 (screening)를 실시

계통	예비검사
심혈관, 허파	심박동, 호흡, 혈압, 박동성 통증, 가슴의 통증, 말초 부종 등
외피	피부 온도, 색, 피부결, 완전성, 상흔, 발육 등
근골격	키, 체중, 대칭성, 관절 가동범위, 근력 등
신경근	운동 조절의 일반적 측면 (균형, 보행, 협응력), 감각의 변화, 심한 두통 등
위장 / 비뇨생식	설사, 구통, 심한 복통, 방광 기능의 문제, 임신, 생리불순 등
인지와 사회 / 감정	의사 소통 능력, 인식, 각성 수준, 지남력 등
일반적 / 다방면	지속적 피로, 불안, 이유없는 체중 감소와 열, 오한, 땀

※ 병력에서 확인된 건강과 관련된 위험 요소가 많을수록 각 기관의 전체적인 검사는 더욱 중요

(3) 검사와 측정 (test and measure)
　① 검사와 측정은 손상, 기능 제한, 장애와 관련된 정보를 제공
　② 치료사는 환자의 손상과 기능 제한의 원인을 알 수 있음.
　③ 병력이나 계통 검사에서 드러나 않은 환자의 상태를 좀 더 확실히 알 수 있음.
　④ 검사와 측정의 결과는 환자의 변화 상태를 평가하는 객관적 자료로 활용

3 평가 : 수집된 자료 평가
(1) 수집된 자료를 해석하는 과정
(2) 평가 시 고려 요소
　① 환자의 일반적인 건강 상태와 기능과 관련된 잠재적 요소
　② 현재 상태의 고질성과 심각성

③ 환자가 기대하는 기능적 능력과 현재의 기능적 능력
④ 사회적, 정서적 기능에서의 신체적 기능부전의 영향
⑤ 환자 기능에 영향을 미치는 물리적 환경
⑥ 사회적 지지 체계

*몇몇 평가는 검사부터 퇴원 단계까지 환자 관리의 모든 과정에 걸쳐 이루어짐.

4 진단 : 손상, 기능 제한, 장애에 근거한 진단 결정
- 진단은 분류 체계에서 진단 과정 (diagnostic process)과 진단 범주 (diagnostic category) 두 가지로 이용

(1) 진단 과정 (diagnostic process)
① 자료 수집 (검사)
② 수집된 자료의 해석 및 분석 (평가)
③ 자료의 조직화, 자료의 재인식
④ 진단적 가설 설정, 범주하 자료 분류 (진단)

*진단 과정을 통해 물리치료사는 환자의 기능부전을 분류

(2) 진단 분류 (diagnostic category)
① 패턴이나 신체 조사 결과를 확인하는 작업
② 계통 수준과 전신에 걸쳐 기능 상태에 영향을 주는 요소를 설명

5 예후 : 환자 중심의 목표에 근거한 예후와 치료 계획 수립
(1) 치료의 결과로서 기대되는 최적 기능 수준과 목표된 기능 수준에 도달하는데 걸리는 시간
(2) 환자 관리 계획
(3) 예후에 영향을 미치는 요인
① 상태의 심각성과 복잡성, 급성 또는 만성
② 환자의 일반적 건강 상태와 위험인자
③ 환자와 가족의 목표
④ 환자의 동기 부여 정도와 이전 치료 중재에 대한 반응
⑤ 안전에 관한 문제와 관심
⑥ 신체적, 사회적, 감정적 지지 정도

6 중재 : 적절한 치료 실시
(1) 치료사가 가진 환자의 관리와 직접적으로 관련된 목적있는 상호작용
(2) 세 가지 중재
① 조정과 의사 소통, 기록
② 절차적 중재
③ 환자 관련 교육

단원정리문제

01 운동치료의 목적으로 맞는 것을 모두 고르면?

> 가. 근력 및 근지구력의 증진 나. 관절 가동범위의 증진
> 다. 안정성 증진 라. 이완 증진

① 가, 나, 다 ② 가, 다 ③ 나, 라
④ 라 ⑤ 가, 나, 다, 라

02 야외에서 공놀이를 하다가 발목을 다쳐 발목에 힘이 없고, 통증으로 인해 보행 시 환측 다리로의 체중부하가 어렵다면 장애 과정의 어느 단계에 해당하는가?

① 질병 ② 손상 ③ 기능 제한
④ 장애 ⑤ 핸디캡

03 류마티스 관절염으로 손에 변형이 생겨 설거지나 빨래 같은 집안일을 하기가 어렵다면 장애 분류의 어느 단계에 해당하는가?

① 질병 ② 손상 ③ 기능 제한
④ 장애 ⑤ 핸디캡

단원정리 문제 해설

▶ 운동치료의 목적
- 근력 및 근지구력의 증진
- 협응, 균형 및 기능적 수준의 향상
- 관절 가동범위의 증진
- 안정성 증진
- 이완 증진

▶ 기능 제한
- 장애 상태는 아니지만 목적에 부합하는 정상적인 기능을 할 수 없는 상태

▶ 장애
- 정상적인 가동 범위 안에서 활동을 수행하는 능력의 제한

정답 : 1.⑤ 2.③ 3.④

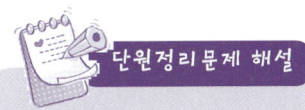

04 프로그래머인 A씨가 손목굴증후군으로 인한 손목의 통증으로 직장을 계속 다니는 것이 어려워졌다면 장애 과정 중 어느 단계에 해당하는가?

① 질병　　　② 손상　　　③ 기능 제한
④ 장애　　　⑤ 핸디캡

05 장애 분류 단계에서 심리적, 생리적 또는 해부학적 구조나 기능의 비정상을 의미하는 단계로 맞는 것은?

① 질병　　　② 손상　　　③ 기능 제한
④ 장애　　　⑤ 핸디캡

06 임상적 의사결정의 순서로 맞는 것은?

① 검사 → 평가 → 중재 → 예후 → 진단
② 검사 → 예후 → 평가 → 진단 → 중재
③ 검사 → 평가 → 진단 → 예후 → 중재
④ 검사 → 평가 → 예후 → 진단 → 중재
⑤ 검사 → 예후 → 진단 → 평가 → 중재

▶ 핸디캡
　- 손상이나 장애로 인한 사회적 불이익

▶ 손상
　- 심리적, 생리적, 또는 해부학적 구조나 기능상의 비정상

▶ 환자 관리 모델과 임상적 의사결정
　- 환자치료에 있어서 결정을 내리고 올바른 판단을 하는 것을 포함하는 근거 제시 및 분석적, 비판적 사고의 역동적이고 복잡한 과정
　- 5가지 구성 요소 : 검사, 평가, 진단, 예후, 중재
　1) 검사 : 종합적인(포괄적인) 검사
　2) 평가 : 수집된 자료 평가
　3) 진단 : 손상, 기능 제한, 장애에 근거한 진단 결정
　4) 예후 : 환자 중심의 목표에 근거한 예후와 치료계획 수립
　5) 중재 : 적절한 치료 실시

정답 : 4_⑤　5_②　6_③

07 환자의 최대 기능 회복수준과 회복기간을 예측하는 단계는?

① 검사　　　　② 평가　　　　③ 진단
④ 예후　　　　⑤ 중재

08 검사와 측정 과정에서 실시하는 것으로 맞지 않는 것은?

① 통증 평가　　　　② 관절 가동범위 측정
③ 근력 평가　　　　④ 보행 분석
⑤ 과거력 문진

▶ 예후
- 환자 중심의 목표에 근거한 예후와 치료계획 수립
- 치료의 결과로서 기대되는 최적 기능 수준과 목표된 기능 수준에 도달하는 데 걸리는 시간
- 환자 관리 계획
- 예후에 영향을 미치는 요인

▶ 과거력은 병력 단계에서 문진

정답 : 7_④　8_⑤

Chapter 2
관절 가동범위운동

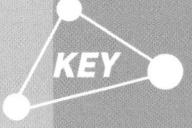

- 물리치료의 목적인 '상실된 기능의 회복'이라는 관점에서 본다면 물리치료는 인체의 정상적인 움직임을 회복하는 것입니다.
- 인체의 모든 움직임은 관절에서 만들어집니다. 관절 가동범위운동은 인체의 관절을 수동적으로 또는 능동적으로 가동시키는 운동으로 운동치료의 기본이 되는 아주 중요한 운동입니다.
- 그렇기 때문에 관절 가동범위운동은 운동치료에서 활용되는 범위도 매우 넓으며, 물리치료의 검사 단계에서 치료 단계까지 광범위하게 적용되는 기법입니다.
- 이번 챕터에서는 관절 가동범위의 치료적 효과에 비중을 두었습니다. 관절 가동범위운동의 종류와 각각의 관절 가동범위운동의 적응증과 목적 등에 대한 내용을 익히며, 치료적 중재로서의 관절 가동범위운동에 대해 공부해 봅시다.

꼭! 알아두기

1. 관절 가동범위운동의 정의
2. 관절 가동범위운동의 유형과 각각의 특징
3. 각각의 관절 가동범위운동의 적응증과 목적, 차이점
4. 능동보조관절 가동범위운동 시 이용되는 기구 각각의 특징
5. 지속적 수동운동 기구 (CPM)의 장점과 사용방법

CHAPTER 02 관절 가동범위운동

1 관절 가동범위운동

1 개요
(1) 관절 가동범위(ROM)는 일반적으로 움직임이 가능한 최고의 운동 범위를 의미
(2) 관절 가동범위운동은 치료적 중재와 움직임의 평가를 위해 적용되는 기초적 기술
(3) 관절 가동범위의 단위는 도(degree)이며, 일반적으로 관절각도계(goniometer)로 측정
  * 관절 가동 범위운동은 통증이 없는 범위(pain free range) 내에서만 실시
  * 관절 가동 범위운동은 가동 범위를 증진시키는 신장운동과 관절가동술에는 해당되지 않음.

2 관절 가동범위운동의 유형
(1) 수동관절 가동범위운동(PROM) : 외부의 힘에 의해 이루어지는 가동범위운동
(2) 능동관절 가동범위운동(AROM) : 근육의 능동적 수축에 의해 이루어지는 가동범위운동
(3) 능동보조관절 가동범위운동(AAROM) : 외부의 힘이 근육의 능동적 수축을 보조하여 이루어지는 가동범위운동

3 관절 가동범위운동의 적용
(1) 기술의 적용
  ① 움직임을 조절하기 위해 관절 주위의 팔다리를 잡음, 통증이 있다면 잡는 위치를 변경
  ② 골절, 마비 등으로 인해 취약한 부위는 잘 지지하도록 함.
  ③ 통증이 없는 범위 내에서 시행하며, 조직의 저항이 느껴지는 지점까지만 마디(지절)를 움직임.
  ④ 부드럽고 율동적으로 실시
  ⑤ 환자의 얼굴표정과 반응을 보면서 속도와 힘, 운동 방향 등을 조절

(2) 주의점과 금기증
  ① 움직이는 것 자체가 치유 과정을 방해하는 경우에는 관절 가동 운동을 시행하지 않음.
  ② 환자의 반응이나 상태가 환자의 생명에 위협을 주는 상황이면 관절 가동 운동을 시행하지 않음.
  ③ 급성 열상, 골절, 수술 후 급성기에는 금기로 여겨졌으나 잘 조절된 운동은 통증을 감소시키고 회복 속도를 증가시킴.

2 수동관절 가동범위운동

1 개요
(1) 외부의 힘에 의해 이루어지는 신체 분절의 제한되지 않은 가동 범위 내에서의 움직임
(2) 외부의 힘은 치료사나 기계 장치에 의해 발생
(3) 수의적 근수축은 발생하지 않음.

2 적응증
(1) 급성 그리고 염증 조직이 있는 부위
(2) 환자가 혼수, 마비, 완전한 침상 안정 상태에 있는 경우

3 목적
(1) 관절과 결합조직의 가동성 유지
(2) 구축 형성의 최소화
(3) 근육의 역학적 탄성 유지
(4) 순환과 혈관의 동력학적 보조
(5) 물렁뼈(연골)의 영양 공급과 관절 내로 물질이 확산되도록 윤활(활액)의 이동 촉진
(6) 통증의 감소 또는 억제
(7) 손상이나 수술 후 치유 과정의 보조
(8) 움직임에 대한 환자의 자각 유지 보조
   * 수동관절 가동범위운동의 다른 목적
(9) 움직임의 제한과 관절의 안정성, 근육과 다른 물렁조직(연부조직)의 탄력성 확인
(10) 관절의 가동범위를 확인하고 끝느낌, 통증 등을 확인
(11) 능동운동을 가르치기 전 움직임을 보여주고 느끼게 해주기 위해 이용
(12) 신장운동을 수행하기에 앞서 수동관절 가동범위운동을 적용
(13) 큰 관절에 수동관절 가동운동을 시행하며, 발목과 발의 능동관절 가동운동은 정맥 정체와 혈전 형성을 최소화

4 제한점
(1) 근육이 정상적인 신경 지배를 받고 있으며, 환자의 의식이 있는 경우 진정한 의미의 수동적인 그리고 이완된 관절 가동운동을 시행하기가 힘듦.
(2) 다음과 같은 효과를 얻기가 힘듦.
   ① 근위축 예방
   ② 근력과 지구력의 증가
   ③ 능동적, 수동적 수축 정도의 혈액 순환 보조

3. 능동관절 가동범위운동

1 개요
- 관절을 가로지르는 근육의 능동적 수축에 의해 이루어지는 가동 범위 내에서의 움직임

2 적응증
(1) 환자가 능동적으로 근육을 수축하고 보조없이 신체 분절의 움직임이 가능할 때
(2) 유산소 컨디셔닝 프로그램을 위해 이용될 수 있음.
(3) 장기간의 고정 시 고정된 신체의 위아래 분절의 정상적 상태 유지을 위해 적용

3 목적
(1) 수동관절 가동운동의 목적과 동일
(2) 근수축에 참여하는 근육의 생리적 탄성과 수축성을 유지
(3) 수축하는 근육으로부터 감각되먹임을 제공
(4) 뼈나 관절조직의 통합성을 위한 자극 제공
(5) 순환의 증가와 색전 형성의 예방
(6) 기능적 활동들을 위한 협응과 운동 기술의 발달

4 제한점
(1) 강한 근육을 만들기 위한 근력 유지나 증진에 한계가 있음.
(2) 이용되는 운동 양상을 제외한 기술이나 협응을 발달시키기 힘듦.

4. 능동보조관절 가동범위운동

1 개요
- 작용근이 완전한 움직임을 수행하기에 충분하지 않을 때 기계적이거나 도수 등과 같이 외부적 힘을 이용하여 보조되는 능동 운동 형태의 운동

2 적응증
- 환자가 약한 근육으로 원하는 범위로 관절을 움직일 수 없을 때

3 자가보조관절 가동

(1) 도수보조

(2) 보조기구를 이용한 보조

　① 봉운동 (wand exercise)
　　a. 환자의 환측 팔이 수의적 근조절을 할 수 있으나 어깨관절 (견관절)과 팔꿈관절 (주관절)에서 완전한 가동범위를 얻기 위해 안내와 동기 부여가 필요할 때 보조 제공
　　b. 환자의 자세는 환자의 상태와 근력에 따라서 적용
　　　＊앉거나 선 자세는 더 많은 근력과 조절을 필요로 함.
　　c. 대상작용이 나타나지 않도록 정확한 움직임을 안내하고 조절
　　d. 어깨관절 굽힘 (굴곡)과 제자리로 돌아오기, 어깨관절 수평벌림 (수평외전)과 수평모음 (수평내전), 어깨관절 안쪽돌림 (내회전)과 바깥돌림 (외회전) 운동 가능

　② 손가락 사다리 (finger ladder)
　　a. 어깨관절 가동운동을 수행하기 위한 동기 부여
　　b. 어깨관절 굽힘과 어깨관절 벌림운동이 가능
　　c. 집게(시지)나 중지를 사다리의 계단 위에 놓고 손가락으로 계단을 오르며 굽힘 또는 벌림 동작을 수행
　　d. 대상작용에 주의
　　　＊몸통을 옆으로 구부리거나 발가락을 들어올리거나 어깨를 으쓱하여 대상작용

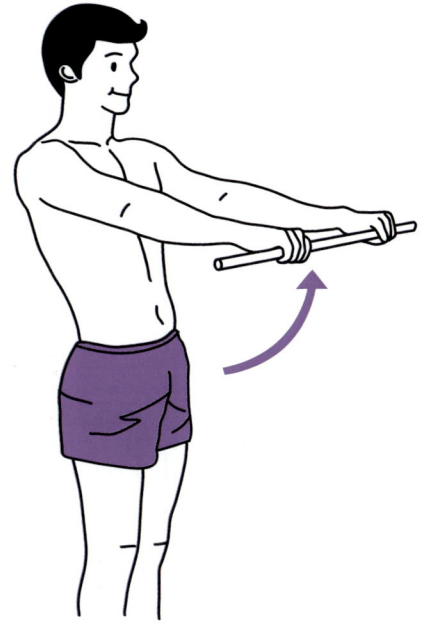

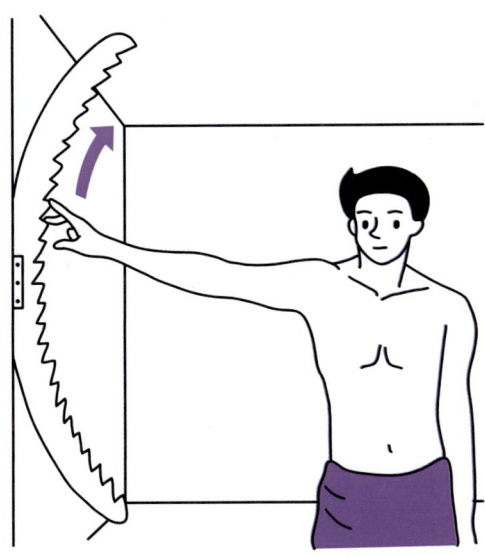

Chapter 02 관절 가동범위운동 | 25

③ 두상활차 (overhead pulley)
   a. 관절 가동운동에서 환측팔을 보조하는 효율적인 도구
   b. 환자의 관절 바로 위에 설치하여 잡아당기는 선이 효율적으로 팔다리를 움직이도록 하며, 관절면을 압박하지 않도록 함.
   c. 앉거나 선자세, 바로 누운자세에서 이용 가능
   d. 어깨관절 (견관절) 굽힘 (굴곡), 벌림 (외전), 안쪽돌림 (내회전), 바깥돌림 (외회전), 팔꿈관절 (주관절) 굽힘 운동 가능

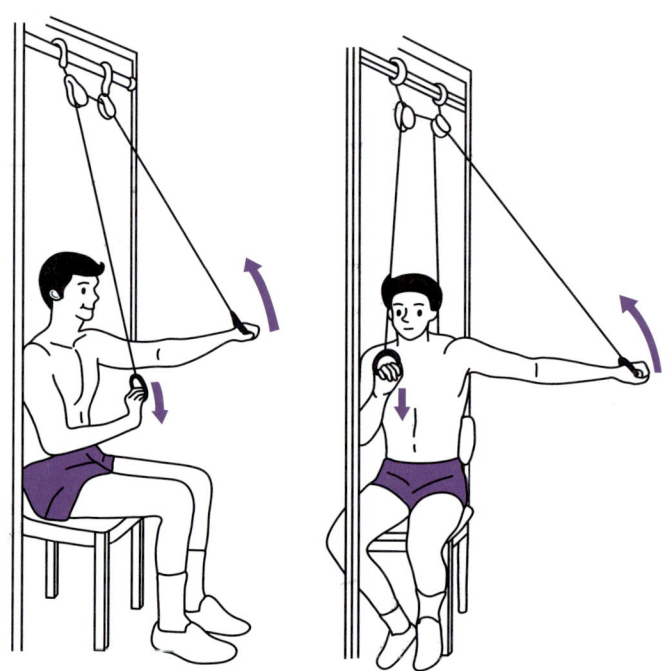

④ 스케이트 보드 (skate board), 파우더 보드 (power board)
   a. 마찰이 없는 바닥을 이용하여 중력이나 마찰력의 저항없이 움직임을 촉진
   b. 마찰력을 줄이는 방법으로 바퀴가 달린 스케이트 보드를 이용하거나 바닥에 파우더를 뿌려 운동할 수 있음.
   c. 주로 바로 누운자세에서 엉덩관절 (고관절) 벌림과 모음 (내전), 앉은자세에서 어깨관절의 수평 벌림과 수평 모음운동에 적용
⑤ 상반 교대적 운동기구 (reciprocal exercise unit)
   a. 자전거, 팔 에르고미터, 다리 에르고미터 등
   b. 건측 팔다리의 힘을 이용하여 환측 팔다리에서 굽힘과 폄운동이 수월하게 일어나게 함.
   c. 교대적 운동 패턴, 지구력 훈련, 근력 강화를 위한 목적으로 이용될 수 있음.

5 지속적 수동운동 장치 (Continous Passive Motion ; CPM)

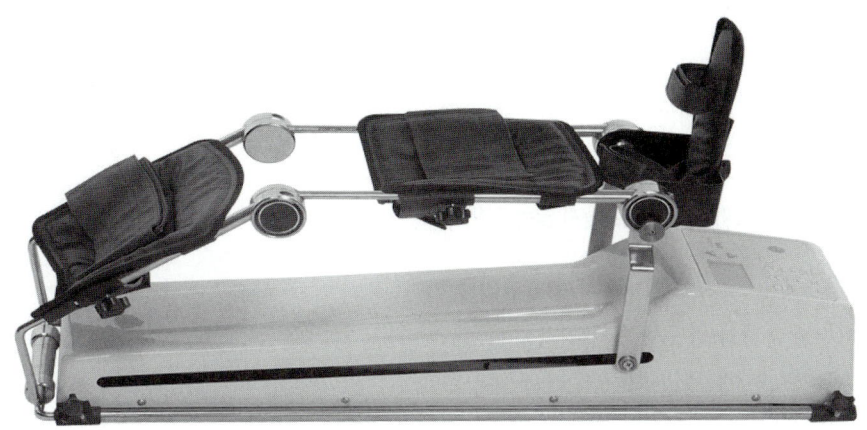

1 개요

(1) 지속적 수동운동 장치 : continous passive motion (CPM)
(2) 통제된 관절 가동범위를 통해 천천히 지속적으로 관절을 움직이는 기계 장치

2 CPM의 장점

(1) 유착과 구축을 막아 관절 경직을 예방
(2) 힘줄(건)과 인대의 치유를 자극하는 효과
(3) 움직이는 관절 위의 절개 부위에 대한 치유를 촉진
(4) 관절에 윤활작용을 하는 윤활(활액)을 증가시켜 관절 내 물렁뼈(연골)의 회복과 재생을 촉진
(5) 비가동의 부정적 효과 예방
(6) 관절 가동범위의 빠른 회복을 제공
(7) 수술 후 통증 감소

3 일반적 지침

(1) 수술 후 마취가 깨어나지 않은 상태에서 적용 가능
(2) 두꺼운 드레싱이 조기 움직임을 방해할 때 조기 적용 가능
(3) 관절의 움직이는 범위를 결정 : 20~30°의 작은 운동 범위로 시작하며, 견딜 수 있다면 하루에 10~15°씩 증가시킴.
(4) 운동의 속도를 결정 : 일반적으로 45초에서 2분간 1회의 주기로 적용

단원정리문제

01 관절 가동범위운동에 대한 설명으로 맞지 않는 것은?

① 관절 가동범위는 움직임이 가능한 최고범위를 의미한다.
② 치료 이전에 움직임의 평가를 위해 적용하기도 한다.
③ 치료적 목적으로 제공되는 기초적 기술이다.
④ 통증범위 내에서만 이루어지는 운동이다.
⑤ 관절 가동범위운동으로 신장운동과 관절가동술이 있다.

02 관절 가동범위운동의 적용 방법으로 맞는 것을 모두 고르면?

> 가. 부드럽고 율동적으로 실시한다.
> 나. 환자의 표정과 반응을 관찰하면서 힘과 속도를 조절한다.
> 다. 골절, 마비 등으로 취약한 부위는 잘 지지하여야 한다.
> 라. 조직의 저항이 느껴지는 시점을 넘어선 범위까지 적용한다.

① 가, 나, 다   ② 가, 다   ③ 나, 라
④ 라   ⑤ 가, 나, 다, 라

03 환자가 혼수 상태인 경우 적용 가능한 ROM 운동은?

① AROM   ② AAROM   ③ PROM
④ end feel   ⑤ painful arch

단원정리문제 해설

▶ **관절 가동범위운동**
- 관절 가동범위(ROM)는 일반적으로 움직임이 가능한 최고의 운동범위를 의미
- 관절 가동범위운동은 치료적 중재와 움직임의 평가를 위해 적용되는 기초적 기술
- 관절 가동범위의 단위는 도(degree)이며, 보통 관절각도계(goniometer)로 측정
- ※ 관절 가동범위운동은 통증이 없는 범위(pain free range) 내에서만 실시
- ※ 관절 가동범위운동은 가동범위를 증진시키는 신장운동과 관절가동술에는 해당되지 않음.

▶ **기술의 적용**
- 움직임을 조절하기 위해 관절 주위의 팔다리를 잡음, 통증이 있다면 잡는 위치를 변경
- 골절, 마비 등으로 인해 취약한 부위는 잘 지지하도록 함.
- 통증이 없는 범위 내에서 시행하며, 조직의 저항이 느껴지는 지점까지만 지절을 움직임
- 부드럽고 율동적으로 실시
- 환자의 얼굴표정과 반응을 보면서 속도와 힘, 운동 방향 등을 조절

▶ **PROM (수동 관절 가동범위운동)의 적응증**
- 급성 그리고 염증조직이 있는 부위
- 환자가 혼수, 마비, 완전한 침상안정 상태에 있는 경우

정답 : 1_⑤ 2_① 3_③

04 수의적 근수축이 일어나지 않는 관절 가동범위운동은?

① 능동관절 가동범위운동
② 수동관절 가동범위운동
③ 능동보조관절 가동범위운동
④ 신장
⑤ 관절가동술

05 ROM 운동의 주의점에 대한 내용으로 맞는 것을 모두 고르면?

> 가. ROM 운동 시 견딜 수 있을 만큼의 통증은 허용한다.
> 나. 움직이는 것 자체가 치유를 방해하는 경우 시행하지 않는다.
> 다. 수술 후 급성기는 ROM 운동의 금기에 해당한다.
> 라. 환자의 반응이나 상태가 생명에 위협을 주는 경우 시행하지 않는다.

① 가, 나, 다   ② 가, 다   ③ 나, 라
④ 라   ⑤ 가, 나, 다, 라

06 수동관절 가동범위운동의 목적으로 맞지 않는 것은?

① 통증의 감소
② 혈류 순환의 보조
③ 근위축의 예방
④ 구축 형성의 최소화
⑤ 관절과 결합조직의 가동성 유지

▶ 수동관절 가동범위운동
- 외부의 힘에 의해 이루어지는 신체 분절의 제한되지 않은 가동범위 내에서의 움직임
- 외부의 힘은 치료사나 기계 장치에 의해 발생
- 수의적 근수축은 발생하지 않음.

▶ 주의점과 금기증
- 움직이는 것 자체가 치유 과정을 방해하는 경우에는 관절 가동운동을 시행하지 않음.
- 환자의 반응이나 상태가 환자의 생명에 위협을 주는 상황이면 관절 가동운동을 시행하지 않음.

▶ 수동관절 가동범위운동의 목적
- 관절과 결합조직의 가동성 유지
- 구축 형성의 최소화
- 근육의 역학적 탄성 유지
- 순환과 혈관의 동력학적 보조
- 물렁뼈(연골)의 영양 공급과 관절 내로 물질이 확산되도록 윤활(활액)의 이동 촉진
- 통증의 감소 또는 억제
- 손상이나 수술 후 치유 과정의 보조
- 움직임에 대한 환자의 자각 유지 보조

정답 : 4_② 5_⑤ 6_③

07 PROM 운동의 적응증으로 맞는 것을 모두 고르면?

    가. 마비 상태의 관절
    나. 완전한 침상안정 중인 환자
    다. 능동적 근수축이 금기인 환자
    라. 급성이거나 염증조직이 있는 부위

① 가, 나, 다   ② 가, 다   ③ 나, 라
④ 라   ⑤ 가, 나, 다, 라

▶ 수동관절 가동범위운동의 적응증
 - 급성 그리고 염증조직이 있는 부위
 - 환자가 혼수, 마비, 완전한 침상안정 상태에 있는 경우

08 PROM을 환자에 적용했을 때 알 수 있는 것으로 맞지 않는 것은?

① 관절의 가동범위   ② 물렁조직의 탄력성
③ 근육의 탄력성(spasticity)   ④ 수의적 근수축력
⑤ 끝느낌

▶ 수동관절 가동범위운동의 다른 목적
 - 움직의 제한과 관절의 안정성, 근육과 다른 물렁조직(연부조직)의 탄력성 확인
 - 관절의 가동범위를 확인하고 끝느낌, 통증 등을 확인

09 PROM 운동의 제한점으로 맞는 것을 모두 고르면?

    가. 통증 관리의 어려움
    나. 근위축 예방의 어려움
    다. 관절 구축 예방의 어려움
    라. 근력과 근지구력 증가의 어려움

① 가, 나, 다   ② 가, 다   ③ 나, 라
④ 라   ⑤ 가, 나, 다, 라

▶ 제한점
 - 다음과 같은 효과를 얻기가 힘듦.
  • 근위축 예방
  • 근력과 지구력의 증가
  • 능동적, 수동적 수축 정도의 혈액 순환 보조

정답 : 7_⑤ 8_④ 9_③

10 수동관절 가동범위운동의 적용 목적으로 맞는 것을 모두 고르면?

> 가. 근육의 역학적 탄성 유지
> 나. 손상이나 수술 후 치유 과정의 보조
> 다. 물렁뼈 내 윤활 이동의 촉진
> 라. 움직임에 대한 환자의 자각 유지 보조

① 가, 나, 다   ② 가, 다   ③ 나, 라
④ 라   ⑤ 가, 나, 다, 라

11 다음 중 근육의 능동적 근수축의 발생을 일으키는 ROM 운동을 모두 고르면?

> 가. 능동관절 가동범위운동
> 나. 수동관절 가동범위운동
> 다. 능동보조관절 가동범위운동
> 라. 신장

① 가, 나, 다   ② 가, 다   ③ 나, 라
④ 라   ⑤ 가, 나, 다, 라

▶ 수동관절 가동범위운동의 목적
- 관절과 결합조직의 가동성 유지
- 구축 형성의 최소화
- 근육의 역학적 탄성 유지
- 순환과 혈관의 동력학적 보조
- 물렁뼈(연골)의 영양 공급과 관절 내로 물질이 확산되도록 윤활(활액)의 이동 촉진
- 통증의 감소 또는 억제
- 손상이나 수술 후 치유 과정의 보조
- 움직임에 대한 환자의 자각유지 보조

▶ 유형
- AROM : 근육의 능동적 수축에 의해 이루어짐.
- AAROM : 외부의 힘이 근육의 능동적 수축을 보조하여 이루어짐.

정답 : 10_⑤ 11_②

12 능동관절 가동범위운동의 목적으로 맞지 않는 것은?

① 순환의 증가와 색전 형성의 예방
② 골절부 회복의 촉진
③ 뼈나 관절조직의 통합성을 위한 자극 제공
④ 기능적 활동들을 위한 협응과 운동기술의 발달
⑤ 근수축을 일으키는 근육으로부터 감각되먹임을 제공

▶ 능동관절 가동범위운동의 목적
 - 수동관절 가동운동의 목적과 동일
 - 근수축에 참여하는 근육의 생리적 탄성과 수축성을 유지
 - 수축하는 근육으로부터 감각되먹임을 제공
 - 뼈나 관절조직의 통합성을 위한 자극 제공
 - 순환의 증가와 색전 형성의 예방
 - 기능적 활동들을 위한 협응과 운동기술의 발달

13 능동보조관절 가동범위운동에 대한 설명으로 맞는 것은?

① 근력 증진의 목적으로 적용
② 작용근(주동근)이 완전한 움직임을 수행하기 어려울 때 적용
③ 유착된 조직의 가동범위 증진을 위해 사용
④ 근력이 최소 F 등급 이상일 때 적용 가능
⑤ 외부에 힘에 의해 이루어지는 신체 분절의 가동운동

▶ 작용근이 완전한 움직임을 수행하기에 충분하지 않을 때 기계적이거나 도수 등과 같이 외부적 힘을 이용하여 보조되는 능동운동 형태의 이용

14 AAROM 운동 시 보조력으로 적절하지 않은 것은?

① 환자 본인의 근력
② 치료사의 근력
③ 보조기구를 통한 외력
④ 부력
⑤ 중력

▶ 능동보조관절 가동범위운동
 - 작용근이 완전한 움직임을 수행하기에 충분하지 않을 때 기계적이나 도수 등과 같이 외부적 힘을 이용하여 보조되는 능동운동 형태의 운동

정답 : 12_② 13_② 14_⑤

15 능동보조관절 가동범위운동 시 이용 가능한 도구로 적절하지 않은 것은?

① 트레드밀 ② 손가락 사다리
③ 두상활차 ④ 스케이트보드
⑤ 봉운동

▶ 보조기구를 이용한 보조
- 봉운동 (wand exercise)
- 손가락 사다리 (finger ladder)
- 두상활차 (overhead pulley)
- 스케이트 보드 (skate board), 파우더 보드 (power board)
- 상반 교대적 운동기구 (reciprocal exercise unit)

16 마찰이 없는 바닥을 이용하여 운동을 촉진하는 보조도구는?

① 봉운동 ② 손가락 사다리
③ 파우더 보드 ④ 에르고미터
⑤ CPM

▶ 스케이트 보드, 파우더 보드
- 마찰이 없는 바닥을 이용하여 중력이나 마찰력의 저항없이 움직임을 촉진
- 마찰력을 줄이는 방법으로 바퀴가 달린 스케이트 보드를 이용하거나 바닥에 파우더를 뿌려 운동할 수 있음.
- 주로 바로 누운자세에서 엉덩관절 (고관절) 벌림 (외전)과 모음 (내전), 앉은자세에서 어깨관절 (견관절)의 수평 벌림과 수평 모음운동에 적용

17 손가락 사다리에 대한 설명으로 맞지 않는 것은?

① 어깨관절 가동범위 증진을 위한 보조도구
② 손가락으로 계단을 오르며, 어깨관절의 운동을 보조
③ 어깨관절의 폄과 모음운동이 가능
④ 몸통을 옆으로 구부리거나 어깨를 으쓱하는 대상작용에 주의
⑤ 앉거나 선자세 또는 바로 누운자세에서 적용

▶ 손가락 사다리
- 어깨관절 가동운동을 수행하기 위한 동기 부여
- 어깨관절 굽힘 (굴곡)과 어깨관절 벌림 운동이 가능
- 팔다리나 중지를 사다리의 계단 위에 놓고 손가락으로 계단을 오르며, 굽힘 또는 벌림 동작을 수행
- 대상작용에 주의
※ 몸통을 옆으로 구부리거나 발가락을 들어올리거나 어깨를 으쓱하여 대상작용

정답 : 15_① 16_③ 17_③

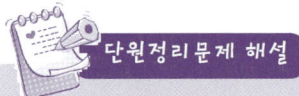

18 에르고미터에 대한 설명으로 맞지 않는 것은?

① 능동보조관절 가동범위운동 기구
② 교대적 운동 패턴의 운동 기구
③ 근력 강화와 지구력 훈련의 목적으로 이용됨.
④ 수술 직후 관절 가동범위의 빠른 회복을 보조
⑤ 환측 팔다리의 힘을 이용하여 건측의 운동을 보조

▶ 상반 교대적 운동기구
(reciprocal exercise unit)
- 자전거, 팔 에르고미터, 다리 에르고미터 등
- 건측 팔다리의 힘을 이용하여 환측 팔다리에서 굽힘 (굴곡)과 폄 (신전) 운동이 수월하게 일어나게 함.
- 교대적 운동 패턴, 지구력 훈련, 근력 강화를 위한 목적으로 이용될 수 있음.

19 통제된 범위를 지속적으로 움직이는 관절의 수동 운동 장치는?

① 에르고미터 (ergometer)
② 트레이드밀 (treadmill)
③ 봉운동 (wand exercise)
④ 두상활차 (overhead pulley)
⑤ 지속적 수동운동 장치 (CPM)

▶ CPM (Continous Passive Motion)
- 지속적 수동운동 장치
- 통제된 관절 가동범위를 통해 천천히 지속적으로 관절을 움직이는 기계 장치

20 CPM의 장점으로 맞지 않는 것은?

① 관절의 유착과 구축을 막아 관절 경직을 예방
② 힘줄과 인대의 치유를 자극하는 효과
③ 관절 가동범위의 빠른 회복
④ 수술 후 통증의 감소
⑤ 손상된 근육조직의 지구력 향상

▶ CPM의 장점
- 유착과 구축을 막아 관절 경직을 예방
- 힘줄 (건)과 인대의 치유를 자극하는 효과
- 움직이는 관절 위의 절개 부위에 대한 치유를 촉진
- 관절에 윤활작용을 하는 윤활을 증가시켜 관절 내 물렁뼈(연골)의 회복과 재생을 촉진
- 비가동의 부정적 효과 예방
- 관절 가동범위의 빠른 회복을 제공
- 수술 후 통증 감소

정답 : 18_⑤ 19_⑤ 20_⑤

21 지속적 수동운동 장치의 적용에 대한 설명으로 맞는 것을 모두 고르면?

> 가. 수술 후 마취가 깨어나기 전부터 사용이 가능
> 나. 처음에는 20~30°의 작은 범위에서 시작
> 다. 일반적으로 45초에서 2분간을 1회의 주기로 적용
> 라. 환자가 견딜 수 있는 범위보다 증가시켜 적용

① 가, 나, 다　　② 가, 다　　③ 나, 라
④ 라　　　　　⑤ 가, 나, 다, 라

▶ CPM의 일반적 지침
- 수술 후 마취가 깨어나지 않은 상태에서 적용 가능
- 두꺼운 드레싱이 조기 움직임을 방해할 때 조기 적용 가능
- 관절의 움직이는 범위를 결정 : 20~30°의 작은 운동 범위로 시작하며, 견딜 수 있다면 하루에 10~15°씩 증가시킴.
- 운동의 속도를 결정 : 일반적으로 45초에서 2분간 1회의 주기로 적용

정답 : 21_①

MEMO

Chapter 3

저항운동

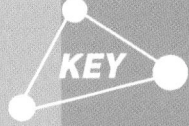

- 근육의 수축은 정상적인 관절의 움직임을 만들어내는 주된 요소입니다. 뿐만 아니라 조절된 근수축은 신체활동 시 관절 및 신체 구조물을 충격으로부터 보호하는 기능도 합니다.
- 저항운동은 도수나 기계로 적용되는 외부의 힘에 대해 저항하여 동적 혹은 정적인 근수축을 일으키는 능동적 운동의 한 가지 형태로 기능 손상이 있는 환자의 재활에 있어서 필수적인 요소입니다.
- 뿐만 아니라 정상인의 건강증진과 유지, 신체적 안녕과 운동기술의 수행력 강화, 손상과 질병의 예방을 위해서도 필요한 치료적 중재입니다.
- 이번 챕터에서는 저항운동의 정의와 종류 그리고 도수 저항운동과 기계적 저항운동에 대하여 공부할 것입니다.
- 저항운동 챕터에서는 그 동안 접하지 못한 용어들이 소개됩니다. 이러한 용어들에 대한 이해를 바탕으로 이번 챕터를 공부하신다면 전체 내용을 이해하는데 많은 도움이 될 것입니다.

꼭! 알아두기

1. 저항운동의 정의와 장점
2. 저항운동의 주의점과 금기증
3. 근육수행력의 요소
4. 용어(근력과, 일률, 지구력)의 이해
5. 근육 세팅훈련의 효과와 기능
6. 등장성 저항운동의 특수한 운동 방법
7. 등속성 운동의 특징과 장점
8. 도수 저항운동과 기계적 저항운동의 차이점

CHAPTER 03 저항운동

1 저항운동의 정의와 근수행력 관리 원칙

1 저항운동의 정의
- 도수나 기계로 적용된 외부의 힘에 저항하여 동적 혹은 정적인 근수축을 일으키는 능동적 운동의 형태

2 저항운동의 장점
(1) 근수행력 증진 : 근력, 일률, 지구력의 유지, 회복, 증진
(2) 결합조직의 내성 증가 : 힘줄, 인대, 근육 내 결합조직
(3) 뼈의 미네랄 밀도 증가, 뼈의 탈미네랄화 감소
(4) 신체활동 중 물렁조직 손상 위험 감소
(5) 신체활동을 하는 동안 관절부하 감소
(6) 조직의 재형성에 미치는 긍정적인 영향으로 손상된 물렁조직 치유와 회복 능력 증진
(7) 균형 증진
(8) 일상생활, 작업, 레크레이션 활동 동안 신체 수행력 증진
(9) 신체 구성에 긍정적인 변화 : 근육량의 증가와 체지방 감소
(10) 신체적 건강의 증진된 느낌
(11) 삶의 질과 장애의 지각 개선

3 근수행력의 요소
(1) 근력(strength)
  ① 근육에 부과된 요구에 대한 장력과 힘을 생산하는 수축성 조직의 능력
  ② 근육이 한번에 최대로 수축하는 동안 한 개의 근육이나 근육군이 저항을 극복하여 발휘할 수 있는 가장 큰 힘
  ③ 1RM을 개인의 근력으로 나타냄.
    * RM(repetition maximum) : 저항을 이용하여 관절운동을 할 때 연속해서 할 수 있는 최대 반복 횟수
  ④ 근력훈련은 근육이나 근육군이 비교적 적은 반복이나 단시간 동안 무거운 부하를 들고 내리거나 부하를 통제하는 과정
  ⑤ 근력의 증가는 신경성 적응 및 근섬유의 크기 증가로 나타남.

(2) 일률 (power)
　① 단위 시간당 근육에 의해 생성되는 일
　　　* 일 = 힘 × 이동거리(× cosθ)
　　　* 일률 = 일 ÷ 시간
　② 동일한 시간 동안 적용한 힘의 증가는 일률을 증가됨.
　③ 동일한 일을 하는데 소요되는 시간을 줄이면 일률이 증가됨.
　④ 저항운동의 방법
　　　a. 짧은시간 동안의 고강도 훈련 : 무거운 부하 (큰힘) × 긴거리 ÷ 짧은 시간
　　　b. 긴시간 수행되는 저강도의 근활동 : 가벼운 부하 (작은 힘) × 긴거리 ÷ 긴시간
　　　　* type II 섬유근육 : 짧은시간의 고강도 활동의 저항운동 시 발달
　　　　* type I 섬유근육 : 긴시간의 저강도 활동의 저항운동 시 발달

(3) 지구력 (endurance)
　① 장시간 동안 저강도로 반복하는 지속적인 일을 수행할 수 있는 능력
　② 걷기, 자전거 타기, 수영, 에르고미터와 같은 반복적이고 동적인 운동 활동과 관련
　③ 근지구력은 장시간의 부하에 대해 반복적으로 수축하고 장력을 발생시키며, 피로에 저항하는 능력
　④ 유산소 일률은 때때로 근지구력과 같이 사용됨.
　⑤ 지구력 훈련은 가벼운 부하를 증가된 시간 동안 적용하는 반복 훈련으로 특성 지어짐.

4 저항운동 프로그램의 요소
(1) 운동 중 신체 분절의 정렬
(2) 대상작용을 방지하기 위한 적절한 고정
(3) 강도 : 운동강도 (저항 수준)
(4) 양 : 반복 수와 세트
(5) 휴식 간격 : 운동 단계와 세트 사이의 휴식을 위해 분배된 시간
(6) 기간 : 저항훈련 프로그램의 전체 시간 구성
(7) 운동의 형태 : 근수축 형태, 환자의 위치, 저항 적용 등
(8) 운동의 속도
(9) 시간 구분 : 저항훈련의 특정시간 동안 양과 강도의 다양성
(10) 기능 통합 : 기능적 요구들을 복사하는 저항운동의 사용

5 주의점과 금기사항
(1) 주의점
　① 발살바 현상 : 닫힌 성문에 대한 호기를 시도하는 것으로 배안 (복강) 내압과 가슴우리 (흉곽) 내압을 증가시켜 갑작스럽고 일시적인 동맥압의 증가가 발생
　② 고위험 환자 : 관상동맥질환, 심근경색, 넙다리 혈관장애, 고혈압, 신경수술, 척추원반 (추간판) 병변 환자
　③ 대상 운동 : 수축하는 근육에 너무 많은 저항이 적용되었을 움직임을 보충하기 위한 다른 신체 분절의 운동

④ 과훈련과 과로
⑤ 뼈엉성증(골다공증) 환자
⑥ 근육통을 유발하는 운동
  * DOMS : 통증이 저항 훈련 후 12~24시간 내에 발생. 원심성 운동에 의해 많이 발생함. DOMS에 의한 통증은 점점 심해져 운동 후 24~48시간 내에 최대로 도달
  * DOMS의 예방 : 적절한 운동의 양과 강도 설정, 점진적인 운동량 증진, 준비운동과 정리운동을 실시, 격렬한 운동 전후에 근육을 부드럽게 스트레칭

(2) 금기사항
  ① 통증
    - 저항이 없는 상태에서의 운동 시 통증 발생은 저항운동의 금기
  ② 염증의 금기
    - 동적이고 정적인 저항훈련은 염증성 신경근 질환의 금기, 동적 저항운동은 급성 염증
  ③ 심각한 심혈관계 질환
    - 급성 증후군을 동반한 심각한 심장, 호흡기계 질환

2 저항운동의 형태

1 등척성 운동 (isometric exercise)

- 근육의 적절한 길이 변화나 눈에 보이는 관절의 움직임 없이 근수축과 힘을 생성하는 정적인 형태의 운동
- 움직임이 없기 때문에 물리적인 일(힘×이동 거리)의 양은 없음.
- 근력 강화 초기 단계의 효과적인 방법

(1) 등척성 운동의 형태
  ① 근세팅 운동 (muscle setting exercise)
    a. 저항이 없거나 매우 작은 저항에 대해 수행되는 저강도 등척성 운동
    b. 근이완과 순환을 촉진하고 손상 후 치유 급성기에 있는 물렁조직(연부조직)의 연축과 근육통을 감소
    c. 치유되는 근섬유들 사이의 가동성 유지
    d. 고정이 필요한 근육의 초기 재활 단계에 있어 근위축을 지연
  ② 안정화 운동 (stabilization exercise)
    - 체중지지가 가능할 때 항중력 위치와 체중지지 자세에서 저항에 대항해 중간 범위의 등척성 수축으로 관절과 자세의 안정성을 강화시키고 불안정성을 감소
  ③ 다각도 등척성 운동 (muscle-angle isometrics)
    a. 가능한 ROM 내의 다양한 관절 위치에서 도수나 기계로 저항이 적용되는 등척성 운동
    b. 운동의 목표가 관절 가동범위를 통한 근력 증진인 경우 적용
    c. 율동적 저항운동이 통증을 유발하거나 권할 수 없는 경우 적용

(2) 등척성 운동의 고려 사항
  ① 수축의 강도
    - 근육 힘 형성 능력의 60~80%의 강도
  ② 근육활동의 기간
    - 등척성 수축은 6~10초 정도 유지
      * 10초 중 2초는 시작시간, 6초는 유지시간, 나머지 2초는 마무리 시간
  ③ 반복 수축
  ④ 관절각과 형태 특이성
    a. 근력의 획득은 훈련된 각이나 그 가까이에 있는 부위에서만 일어남.
    b. 훈련된 각에서부터 관절 가동 범위 양 방향으로 10° 이상 일어나지 않음.
    c. 보통 관절 가동범위 내의 4~6° 정도의 지점에서의 저항이 권장됨.

(3) 등척성 운동의 제한점
  ① 근력 증진은 훈련된 각이나 가까이 근접한 부위에서 일어나고 동적인 운동에 영향을 미치지는 못함.
  ② 등척성 저항운동은 동적인 저항운동만큼 근지구력 발달에 효과적이지 못함.

2 등장성 운동 (isotonic exercise)

(1) 구심성 수축
  ① 근육의 긴장도 변화가 일어나며, 근육의 물리적 단축이 발생
  ② 무거운 것을 옮기는 것처럼 외력을 극복하는 역동적 근부하 형태
  ③ 신체 분절을 가속시킴.
  ④ 같은 저항을 조절하기 위해 더 많은 수의 운동신경원이 동원되므로 구심성 운동은 기계적 효율이 원심성 운동보다 낮음.

(2) 원심성 수축
  ① 근육이 길어지면서 장력을 발생하게 되는 동적인 저항 운동의 형태
  ② 힘 생성 능력을 초과하는 부하를 조절하기 위한 근수축
  ③ 방향이나 운동량의 갑작스런 변화 시 신체 분절을 감속
  ④ 같은 조건에서 최대 원심성 수축이 최대 구심성 수축보다 더 큰 힘을 생산

(3) 특수한 등장성 운동 방법
  ① Delome 방법
    a. 점진적 저항운동 방법
    b. 1/2 10RM을 10회 반복 → 3/4 10RM을 10회 반복 → 10RM을 10 반복
  ② Oxford 방법
    a. Delome 방법과 반대 절차로 진행, 저항을 점차 감소
    b. 10RM을 10 반복 → 3/4 10RM을 10회 반복 → 1/2 10RM을 10회 반복
  ③ DAPRE (Daily Adjustable Progressive Resistive Exercise)
    a. 시작 운동 무게 결정 : 6RM

b. 부하를 매일 조정 가능한 점진 저항운동

3 등속성 운동 (isokinetic exercise)

- 근육의 단축과 신장속도, 팔다리의 각속도가 속도를 제한하는 도구에 의해 미리 결정되어지거나 일정하게 유지되는 가동적 운동
- 등속성 운동은 움직임의 속도를 통해 저항을 제공

(1) 등속성 훈련의 특성

① 일정한 속도
   a. 단축되고 신장되는 근육의 속도를 기계가 조절함.
   b. 속도를 관절 가동범위 내에서 일정하게 유지
② 훈련 속도의 범위
   - 등속성 운동은 아주 느린 속력에서 빠른 속력까지 광범위한 운동 속도로 시행 가능
③ 근섬유 형태 동원
   - 느린 속력에서 빠른 속력으로 운동하는 동안 힘의 양에 따라 type Ⅰ과 Ⅱ의 섬유 모두 동원됨.
④ 등속성 운동의 특이성
   - 등속성 운동은 대체로 속도 특이적임.
⑤ 관절에 압박력
   - 빠른 각속도로 구심성 운동을 하는 동안 관절에 가해진 압박력은 느린 각속도에서 보다 적음.
⑥ 근피로 조정
   - 수축한 근피로만큼 등속성 기계의 저항팔에 적용된 힘에 비례하여 저항을 받기 때문에 환자는 근육 힘 발생이 감소하여도 시행
⑦ 통증호의 조정
   - 환자는 통증 없이 가동 범위를 움직이기 위해 저항팔을 약하게 밀게 함.
⑧ 동시 근수축
   - 협력 수축은 운동하는 관절의 동적 안정성에 영향을 미침.

(2) 고려사항

① 훈련의 속도
   - 일반적으로 등속성 훈련은 중간에서 빠른 속력 (60이나 90~360d/s)을 선택
② 등속성 훈련의 시작
   - 통증없이 ROM의 전 범위에서 능동운동이 일어날 때 재활의 마지막 단계에서 시작
③ 진행
   - 초기에 낮은 저항으로 실시된 최대하 등척성 운동에서 최대 노력의 등척성으로 진행
④ 적절한 설정 선택
   - 관절을 이완하는 위치에서 운동을 시작하고 안전하게 변경시켜야 함.
⑤ 교대적 근훈련과 분리된 근훈련
   a. 작용근(주동근)과 대항근(길항근)의 교대 훈련은 움직임의 빠른 반전을 강조하는 등속성 근력계로 적용이 가능

b. 같은 근육을 표적하여 구심성에 이어 원심성 형태로 변화시키는 방법은 한번에 하나의 근육군을 강화시키는 변형된 방법

(3) 제한점
　① 도구가 설치된 곳에서만 가능함.
　② 환자가 도구를 설정하도록 도와주어야 하고 운동하는 동안 관찰이 필요함.
　③ 많은 비용이 들어감.
　④ 단일 관절 동작과 연관되며 단일 평면이고 열린 사슬에서 발생
　⑤ 대부분의 기능적 활동은 다양한 속도로 발생함.

4 열린 사슬운동과 닫힌 사슬운동

(1) 열린 사슬운동(open - chain exercise)

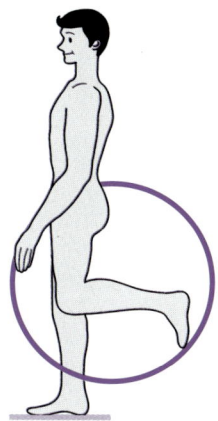

　① 인접한 관절에서의 동시 움직임을 유발시키지 않고 공간에서 자유롭게 원위 분절이 움직임
　② 팔다리 움직임은 동작관절의 먼쪽에서만 발생
　③ 근육 활동은 움직이는 관절을 가로지르는 근육에서 일어남.

(2) 닫힌 사슬운동(closed - chain exercise)

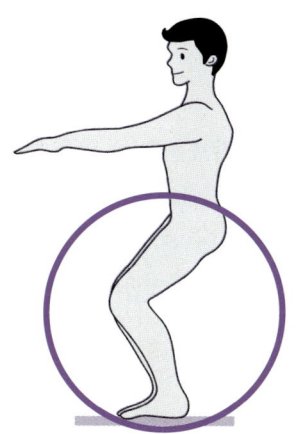

① 지면에 안정되거나 고정된 말단 분절위에서 신체가 움직이는 것
② 한 관절에서의 움직임은 먼쪽(원위부) 뿐만 아니라 가까운쪽(근위부)까지 비교적 예측 가능한 움직임을 동시에 일으킴.
③ 닫힌 사슬운동은 체중지지 자세에서 수행됨.

3 도수 저항운동

1 도수 저항운동의 정의
- 동적이나 정적인 근육 수축 모두에 치료사가 적용하는 저항력에 의한 능동 저항 운동의 형태

2 도수 저항운동의 적용
(1) 관절 동작이 허용될 때 저항은 장력 하에서 근육이 수축하고 짧아지거나 길어지고 있는 동안 가동범위 전체에 걸쳐 저항을 적용
(2) 운동은 동작의 해부학적 면에서, 고유수용성 신경근 촉진을 동반하는 대각선 패턴, 기능적 활동을 자극하는 움직임의 결합 패턴으로 실시

3 도수 저항운동의 장점과 단점
(1) 장점
① 근육이 약해졌을 때 재활의 초기 단계에서 가장 효과적임.
② 보조적인 저항운동에서 기계 저항 움직임으로의 전이를 위한 효과적인 운동 형태
③ 기계에 의한 저항보다 더 섬세한 저항을 줄 수 있음.
④ 환자의 노력이나 통증호에 따라서 치료사가 전체 ROM 동안 저항을 조절할 수 있음.
⑤ ROM의 모든 부분에서 근육에 최대로 일을 할 수 있음.
⑥ 치유 중인 조직을 보호하거나 불안정한 범위에서의 움직임을 막기 위해 치료사에 의해 관절 움직임의 범위가 조절될 수 있음.
⑦ 정적 또는 동적인 근력 강화에 유용함.
⑧ 보상운동을 막기 위해 손으로 직접 고정이 가능함.
⑨ 환자의 자세를 다양하게 수정할 수 있음.
⑩ 환자의 동작을 치료사가 계속 관찰하며, 직접적인 상호작용을 할 수 있음.

(2) 단점
① 운동량이 주관적임, 운동량을 측정하거나 양으로 기록할 수 없음.
② 저항의 양이 치료사의 힘에 의해 제한됨. 강한 근력 강화에는 적합하지 않음.
③ 강한 근육군에는 유용하지 않음.
④ 도수 저항운동은 기능적 활동으로 전이가 어려움.
⑤ 도와주는 사람 없이는 가정운동 프로그램으로 적당하지 않음.

⑥ 치료사의 노력과 시간이 많이 듦.
⑦ 너무 많은 시간이 들기 때문에 근지구력 향상으로는 적당하지 않음.

4 기계적 저항운동

1 기계적 저항운동의 정의
- 기계적 저항운동은 일부 도구 형태의 사용으로 저항이 적용되는 운동의 형태

2 기계적 저항운동의 장점과 단점

(1) 장점
① 증진을 판단할 수 있도록 근수행력의 양적인 기본선을 설정
② 근력은 4/5이거나 그 이상일 때 환자의 힘이 치료사의 힘을 초과할 때 적절함.
③ 강한 근육군에 대한 훈련 효과를 유발하는데 효과적임.
④ 저항의 수준이 증가되는 것은 증가량과 양적인 것으로 문서화 될 수 있음.
⑤ 양적인 개선은 환자의 동기를 유발시키는데 효과적임.
⑥ 동적이거나 정적인 근력 증가에 유용함.
⑦ 저항훈련 프로그램에 다양성을 더해 줌.
⑧ 근지구력을 향상시키는데 실용적임.
⑨ 가정운동 프로그램으로 적합함.

(2) 단점
① 중력에 대한 보조, 지지, 조절을 제공할 수 있는 도구를 제외하면 근육이 약하거나 치유의 초기 단계에는 적절하지 않음.
② 도구는 ROM 내에 한 점에서만 최대 부하를 줄 수 있는 일정한 외부 저항을 제공
③ 통증호에 대한 적응성이 없음.
④ 장비 구입과 유지 비용이 많이 듦.
⑤ 자유추와 부하기계의 저항 등급은 제작자의 저항의 증가율에 따름.

단원정리문제

01 저항운동에 대한 설명으로 맞는 것을 모두 고르면?

> 가. 근육의 유연성 증진
> 나. 근육의 근력을 향상
> 다. 근섬유의 수를 늘림.
> 라. 외부에 힘에 대항하여 근수축을 일으킴.

① 가, 나, 다 ② 가, 다 ③ 나, 라
④ 라 ⑤ 가, 나, 다, 라

▶ 저항운동의 정의
- 도수나 기계로 적용된 외부의 힘에 저항하여 동적 혹은 정적인 근수축을 일으키는 능동적 운동의 형태

02 저항훈련의 효과로 맞는 것을 모두 고르면?

> 가. 근력의 증진   나. 근지구력의 증진
> 다. 일률의 증진   라. 근섬유의 직경 증가

① 가, 나, 다 ② 가, 다 ③ 나, 라
④ 라 ⑤ 가, 나, 다, 라

▶ 모두 맞는 내용임.

03 일률을 증가시키는 방법으로 맞지 않는 것은?

① 운동범위를 크게 한다.
② 운동시간을 늘린다.
③ 저항의 크기를 크게 한다.
④ 긴시간 동안 저강도운동을 한다.
⑤ 짧은시간 동안 저강도운동을 한다.

▶ 긴시간 수행되는 저강도의 근활동
- 가벼운 부하(작은 힘) × 긴거리 ÷ 긴시간

정답 : 1_③ 2_⑤ 3_④

04 지구력에 대한 설명으로 맞는 것을 모두 고르면?

> 가. 장시간 동안 운동을 지속할 수 있는 능력이다.
> 나. 근수행력의 한 가지 요소이다.
> 다. 자전거 타기, 수영과 같은 활동으로 증진 가능하다.
> 라. typeⅡ 섬유의 발달로 증진된다.

① 가, 나, 다   ② 가, 다   ③ 나, 라
④ 라   ⑤ 가, 나, 다, 라

▶ 지구력
- typeⅡ : 짧은시간의 고강도 활동의 저항운동 시 발달

05 저항운동의 장점으로 맞지 않는 것은?

① 뼈의 탈미네랄화 증진   ② 결합조직의 내성 증가
③ 근수행력 증진   ④ 균형 증진
⑤ 삶의 질 향상

▶ 저항운동의 장점
- 근수행력 증진 : 근력, 일률, 지구력의 유지, 회복, 증진
- 결합조직의 내성 증가 : 힘줄(건), 인대, 근육 내 결합조직
- 뼈의 미네랄 밀도 증가, 뼈의 탈미네랄화 감소
- 균형 증진
- 삶의 질과 장애의 지각 개선

06 지연 발생 근육통의 예방법으로 맞는 것을 모두 고르면?

> 가. 적절한 운동의 강도 설정
> 나. 점진적인 운동량의 증진
> 다. 준비운동과 정리운동을 실시
> 라. 운동 전후 근육을 부드럽게 신장

① 가, 나, 다   ② 가, 다   ③ 나, 라
④ 라   ⑤ 가, 나, 다, 라

▶ DOMS의 예방
- 적절한 운동의 양과 강도 설정, 점진적인 운동량 증진, 준비 운동과 정리운동을 실시, 격렬한 운동 전후에 근육을 부드럽게 신장

정답 : 4.① 5.① 6.⑤

07 DOMS에 대한 설명으로 맞는 것은?

① 신장운동 이후에 발생하는 통증
② 저항운동 직후에 발생
③ 운동 후 12시간 내에 최대로 도달
④ 통증의 강도는 발생과 동시에 점점 약해짐.
⑤ 원심성 운동에 의해 많이 발생

08 근력의 향상과 관련이 있는 운동을 모두 고르면?

| 가. 관절가동술 | 나. PROM 운동 |
| 다. 신장운동 | 라. 등장성 운동 |

① 가, 나, 다　　② 가, 다　　③ 나, 라
④ 라　　　　　⑤ 가, 나, 다, 라

09 저항운동의 금기사항으로 맞는 것을 모두 고르면?

가. 저항이 없는 상태에서의 운동 시 발생한 통증
나. DOMS
다. 급성 염증
라. 뼈엉성증 환자

① 가, 나, 다　　② 가, 다　　③ 나, 라
④ 라　　　　　⑤ 가, 나, 다, 라

▶ 단원정리문제 해설

▶ DOMS
- 통증이 저항 훈련 후 12~24시간 내에 발생
- 원심성 운동에 의해 많이 발생함.
- DOMS에 의한 통증은 점점 심해져 운동 후 24~48시간 내에 최대로 도달

▶ 등장성 운동
1) 구심성 수축
  - 근육의 긴장도 변화가 일어남.
  - 근육의 물리적 단축이 발생
  - 신체 분절을 가속시킴.
2) 원심성 수축
  - 근육이 길어지면서 장력을 발생하게 되는 동적인 저항운동의 형태
  - 힘 생성 능력을 초과하는 부하를 조절하기 위한 근수축
  - 같은 조건에서 최대 원심성 수축이 최대 구심성 수축보다 더 큰 힘을 생산

▶ 저항운동의 금기증
- 통증 : 저항이 없는 상태에서의 운동 시 통증 발생은 저항운동의 금기
- 동적이고 정적인 저항훈련은 염증성 신경근 질환의 금기, 동적 저항운동은 급성 염증
- 심각한 심혈관계 질환

정답 : 7_⑤　8_④　9_②

10 등척성 운동에 대한 설명으로 맞는 것을 모두 고르면?

> 가. 근육의 길이 변화 없이 발생하는 근수축
> 나. 근력 강화의 초기 단계에 효과적인 운동
> 다. 근세팅 운동, 안정화 운동 등이 있음.
> 라. 물리적 의미의 일을 하는 운동

① 가, 나, 다 ② 가, 다 ③ 나, 라
④ 라 ⑤ 가, 나, 다, 라

11 근육의 길이가 길어지며, 장력을 발생하는 근수축 형태는?

① 등척성 수축 ② 원심성 수축
③ 구심성 수축 ④ 등장성 수축
⑤ 등속성 수축

12 근육의 길이 변화 없이 근수축과 힘을 생성하는 정적인 형태의 운동은?

① 등척성 운동 ② 등장성 운동
③ 원심성 운동 ④ 구심성 운동
⑤ 등속성 운동

▶ 등척성 운동
- 근육의 적절한 길이 변화나 눈에 보이는 관절의 움직임 없이 근수축과 힘을 생성하는 정적인 형태의 운동
- 움직임이 없기 때문에 물리적인 일 (힘×이동거리)의 양은 없음.
- 근력 강화 초기 단계의 효과적인 방법

▶ 원심성 수축
- 근육이 길어지면서 장력을 발생하게 되는 동적인 저항운동의 형태
- 힘 생성 능력을 초과하는 부하를 조절하기 위한 근수축
- 방향이나 운동량의 갑작스런 변화 시 신체 분절을 감속
- 같은 조건에서 최대 원심성 수축이 최대 구심성 수축보다 더 큰 힘을 생산

▶ 등척성 운동
- 근육의 적절한 길이 변화나 눈에 보이는 관절의 움직임 없이 근수축과 힘을 생성하는 정적인 형태의 운동
- 움직임이 없기 때문에 물리적인 일 (힘×이동거리)의 양은 없음.
- 근력 강화 초기 단계의 효과적인 방법

정답 : 10_① 11_② 12_①

13 열린 사슬운동의 특징으로 맞는 것을 모두 고르면?

> 가. 관절의 안정성을 증진
> 나. 공간에서의 자유로운 운동이 가능
> 다. 체중지지 자세에서의 다리운동
> 라. 움직임은 동작관절의 먼쪽에서 발생

① 가, 나, 다   ② 가, 다   ③ 나, 라
④ 라   ⑤ 가, 나, 다, 라

14 고정이 필요한 초기에 근육의 위축을 예방하는 근력운동은?

① 근세팅 운동   ② 안정화 운동
③ 다각도 등척성 운동   ④ 등장성 운동
⑤ 등속성 운동

15 구심성 운동에 대한 내용으로 맞지 않는 것은?

① 등장성 운동의 한 가지 방법
② 신체 분절을 가속시킴.
③ 원심성 운동보다 기계적 효율이 높음.
④ 근육의 긴장도 변화가 일어나며, 근육의 물리적 단축이 발생
⑤ 외력을 극복하는 역동적 근부하 형태

단원정리 문제 해설

▶ **열린 사슬운동**
- 인접한 관절에서의 동시 움직임을 유발시키지 않고 공간에서 자유롭게 원위 분절이 움직임
- 팔다리 움직임은 동작관절의 먼쪽에서만 발생
- 근육활동은 움직이는 관절을 가로지르는 근육에서 일어남.

▶ **근세팅 운동**
- 저항이 없거나 매우 작은 저항에 대해 수행되는 저강도 등척성 운동
- 근이완과 순환을 촉진하고 손상 후 치유 급성기에 있는 물렁조직(연부조직)의 연축과 근육통을 감소
- 치유되는 근섬유들 사이의 가동성 유지
- 고정이 필요한 근육의 초기 재활단계에 있어 근위축을 지연

▶ **구심성 수축**
- 근육의 긴장도 변화가 일어나며, 근육의 물리적 단축이 발생
- 무거운 것을 옮기는 것처럼 외력을 극복하는 역동적 근부하 형태
- 신체 분절을 가속시킴.
- 같은 저항을 조절하기 위해 더 많은 수의 운동신경원이 동원되므로 구심성 운동은 기계적 효율이 원심성 운동보다 낮음.

정답 : 13_③ 14_① 15_③

16 Delome 방법을 통한 근력훈련 시 부하의 양으로 맞는 것은?

① 1RM의 저항을 10회 반복
② 저항을 점진적으로 늘림.
③ 저항을 점진적으로 낮춤.
④ 시작운동 무게는 6RM
⑤ 부하는 매일 조정 가능

17 등속성 운동의 특성으로 맞는 것을 모두 고르면?

> 가. 속도를 관절 가동범위 내에서 일정하게 유지한다.
> 나. 운동 중 통증의 조절이 가능하다.
> 다. 힘의 양에 따라 type Ⅰ, Ⅱ 섬유가 모두 동원된다.
> 라. 근피로가 발생하면 훈련을 즉시 중단해야 한다.

① 가, 나, 다　　② 가, 다　　③ 나, 라
④ 라　　⑤ 가, 나, 다, 라

18 재활의 마지막 단계에서 실시하는 운동을 모두 고르면?

> 가. AAROM
> 나. 등속성 운동
> 다. Muscle setting
> 라. 플라이오메트릭

① 가, 나, 다　　② 가, 다　　③ 나, 라
④ 라　　⑤ 가, 나, 다, 라

▶ **단원정리문제 해설**

▶ Delome 방법
- 점진적 저항운동 방법
- 1/2 10RM을 10회 반복 → 3/4 10RM을 10회 반복 → 10RM을 10회 반복

▶ 근피로 조정
- 수축한 근피로만큼 등속성 기계의 저항팔에 적용된 힘에 비례하여 저항을 받기 때문에 환자는 근육힘 발생이 감소하여도 시행

▶ 등속성 훈련의 시작
- 나, 라 : 통증없이 ROM의 전 범위에서 능동운동이 일어날 때 재활의 마지막 단계에서 시작

정답 : 16_② 17_① 18_③

19 저항운동의 주의점으로 맞지 않는 것은?

① 발살바 현상
② AROM 시 발생하는 통증
③ 뼈엉성증 환자
④ 근육통을 유발하는 운동
⑤ 관상동맥환자

20 도수 저항 운동의 장점으로 맞지 않는 것은?

① 재활의 초기 단계에서 효과적
② 전체 ROM 동안 저항 조절이 가능
③ 환자를 관찰하며, 치료사와 상호작용이 가능
④ 섬세한 저항을 줄 수 있음.
⑤ 강한 근력 훈련에 적합함.

21 도수 저항운동의 단점으로 맞는 것을 모두 고르면?

> 가. 근지구력 향상으로는 적합하지 않는다.
> 나. 강한 근육군의 운동에는 유용하지 않는다.
> 다. 운동량이 주관적이며, 측정이 불가능하다.
> 라. 혼자서는 시행하기가 어렵다.

① 가, 나, 다　　② 가, 다　　③ 나, 라
④ 라　　　　　⑤ 가, 나, 다, 라

단원정리 문제 해설

▶ AROM 시 발생하는 통증은 저항운동의 금기

▶ 치료사의 힘에 의해 저항이 제한되기 때문에 강한 근력훈련은 적합하지 않음.

▶ 도수 저항운동의 단점
- 운동량이 주관적임. 운동량을 측정하거나 양으로 기록할 수 없음.
- 저항의 양이 치료사의 힘에 의해 제한됨. 강한 근력 강화에는 적합하지 않음.
- 강한 근육군에는 유용하지 않음.
- 도수 저항운동은 기능적 활동으로 전이가 어려움
- 도와주는 사람 없이는 가정운동 프로그램으로 적당하지 않음.
- 치료사의 노력과 시간이 많이 듦.
- 너무 많은 시간이 들기 때문에 근지구력 향상으로는 적당하지 않음.

정답 : 19_② 20_⑤ 21_⑤

22 기계적 저항운동의 장점으로 맞지 않는 것은?

① 강한 근력운동에 적합하다.
② 동적이거나 정적인 근력 증가에 유용하다.
③ 가정운동 프로그램으로 적합하다.
④ 환자의 자세를 다양하게 수정할 수 있다.
⑤ 저항과 운동량의 측정이 가능하다.

23 기계적 저항운동의 단점으로 맞는 것을 모두 고르면?

> 가. 치료사의 많은 노력과 시간이 든다.
> 나. 근지구력 향상이 어렵다.
> 다. 운동량이 주관적이다.
> 라. 장비 구입과 유지에 비용이 든다.

① 가, 나, 다   ② 가, 다   ③ 나, 라
④ 라   ⑤ 가, 나, 다, 라

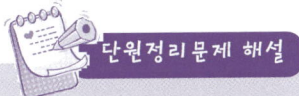

▶ 환자가 다양한 자세에서 운동할 수 있는 점은 도수 저항운동의 장점

▶ 기계적 저항운동의 단점
- 중력에 대한 보조, 지지, 조절을 제공할 수 있는 도구를 제외하면 근육이 약하거나 치유의 초기 단계에는 적절하지 않음.
- 도구는 ROM 내에 한 점에서만 최대 부하를 줄 수 있는 일정한 외부 저항을 제공
- 통증호에 대한 적응성이 없음.
- 장비 구입과 유지 비용이 많이 듦.
- 자유추와 부하기계의 저항 등급은 제작자의 저항의 증가율에 따름.

정답 : 22_④ 23_④

MEMO

Chapter 4

유산소운동

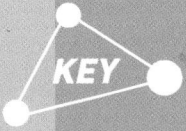

- 운동 시에 나타나는 여러 가지 생리적 반응은 그 사람의 운동 수행능력을 판단하는 지표가 되는데요, 인체의 운동 수행능력은 에너지 대사적 측면에서 유산소성 능력과 무산소성 능력으로 나누어 집니다.

- 유산소운동은 산소 소비가 동반되어 나타나는 에너지 대사과정으로, 주로 최대 산소섭취량의 측정을 통해서 평가됩니다. 최대 산소섭취량은 심혈 관계의 최대 기능적 능력을 반영하는데, 심혈관계의 기능은 유산소성 지구력, 즉 심폐지구력을 결정하는 가장 중요한 요소입니다.

- 이번 챕터에서는 유산소운동과 관련되어 새롭게 소개되는 용어들이 있습니다. 이러한 용어에 대한 이해와 순환기계, 호흡기계에 대한 생리학적 이해는 유산소운동 챕터를 공부하는데 도움이 될 것입니다.

- 용어정리에 이어 유산소운동에 따라 나타나는 심혈관계, 호흡기계, 근육계의 생리적 반응에 대해서도 공부할 것입니다.

꼭! 알 아 두 기

1. 유산소운동을 설명하는 용어의 정의
2. 호흡기계와 순환기계의 반응
3. 스트레스 검사의 적용 원칙
4. 운동 프로그램의 결정 요소
5. 준비운동과 마무리운동의 목적

CHAPTER 04 유산소운동

1 유산소운동의 용어

1 피트니스 (fitness)
(1) 신체활동을 수행하는 능력을 설명하는 일반적 용어
   * 신체활동의 수행에는 심폐계의 기능, 근육의 순발력 및 지구력, 근골격계의 유연성이 필요
(2) 신체적으로 적합한 상태는 대근육군의 사용과 심폐계에 자극을 주는 형태의 신체활동을 규칙적으로 해야 함.
(3) 피트니스의 수준은 한 바우트(bout)의 운동에 소모되는 에너지를 기준으로 평가
   * 소모되는 에너지는 신체의 최대 산소 섭취량을 직·간접적으로 측정한 것을 바탕으로 함.

2 최대 산소섭취량 (maximum oxygen consumption ; VO_2max)
(1) 신체의 산소 사용 능력을 측정
(2) 개개인의 운동이 최대치에 도달했을 때 분당 소비되는 산소의 최대량
(3) 최대 산소섭취량 = 심박출량 (심박수 × 일회 박출량) × 동정맥 산소차

3 지구력 (endurance)
(1) 피트니스의 척도
(2) 오랜 시간 작업할 수 있는 능력
(3) 피로를 견뎌내는 능력
(4) 근지구력과 심혈관계의 지구력이 포함.

4 유산소운동 훈련 (aerobic exercise training)
(1) 운동 프로그램을 통하여 근육의 에너지 이용을 증가시킴.
(2) 미토콘드리아의 밀도와 크기 증가, 근섬유 모세관의 공급 증가와 근육의 산화 효소 증가로 근육의 능력 향상
(3) 훈련의 효과는 충분한 강도, 기간, 횟수에 달려 있음.

5 적응 (adaptation)

(1) 심혈관계와 작용근육의 효율성 증가
(2) 심혈관계와 근육계에 다양한 신경학적, 물리학적, 생화학적 변화들의 결과에 부응하는 수행 능력의 향상
   * 수행 능력의 향상으로 같은 양의 작업을 하더라도 생리학적인 손실이 낮아짐.
(3) 적응은 유기체의 변화 능력과 훈련 자극 역치에 달려 있음.
   * 낮은 피트니스 수준의 사람이 높은 수준인 사람보다 향상의 여지가 더욱 큼.
   * 초기 피트니스 수준이 높을수록 유의한 신체 변화를 일으키는데 필요한 운동강도가 더욱 큼.

6 탈컨디셔닝 (deconditioning)

(1) 장기간의 침상 안정으로 인해 발생
   * 주로 급성 질환, 장기간의 만성 질환 환자에서 볼 수 있음.
(2) 최대 산소섭취량, 심장의 1회 박출량 및 근력 저하가 빠르게 진행
(3) 생활 습관이나 노화로 인해 활동량이 적은 사람에서도 서서히 나타남.
(4) 탈컨디셔닝의 영향
   ① 근육의 크기 감소
   ② 근력 감소
   ③ 심혈관계 기능의 저하
   ④ 총혈액량의 감소
   ⑤ 혈장량 감소
   ⑥ 심장 용적 감소
   ⑦ 기립자세 유지 저하
   ⑧ 운동 내성 감소
   ⑨ 뼈의 미네랄 밀도 감소

2 생리적 반응

1 심혈관계의 반응

(1) 운동의 촉진 반응
   ① 골격근의 유수신경섬유와 무수신경섬유의 자극은 교감신경계의 반응을 일으킴.
   ② 교감신경계의 반응은 비활동근육 전체의 말초혈관 수축, 심근 수축, 심박수, 수축기 혈압의 증가를 일으키고, 심박출량의 현저한 증가와 재분배가 나타남.
      * 교감신경계 자극의 정도는 운동에 참여한 근육의 양과 운동 강도에 비례함.
(2) 심장의 반응
   ① 자율신경계 자극의 증가로 인한 동방결절의 탈분극 횟수의 증가, 심박수 증가
   ② 자율신경계의 직접적인 근수축성 반응으로 심근의 수축력 증가

③ 심박출량의 증가
　　　＊심박출량 증가 요인 : 박출량 증가에 따른 심근 수축력 증가, 심박수 증가, 활동근육의 혈류량 증가, 활동 및 비활동 근육의 정맥 순환에 대한 혈관 수축 증가, 전체 말초 저항의 감소

(3) 말초의 반응
　① 전반적인 혈관 수축은 비활동근육, 콩팥, 간, 지라, 내장 등의 혈액을 문합하여 작업하는 근육으로 보냄.
　② 자율신경계는 대사산물에 의해 활동근육의 혈관 저항을 감소시킴.
　③ 비활동근과 활동근의 정맥을 수축된 상태로 만듦.
　④ 전체적 말초 저항이 감소

2 호흡계의 반응

(1) 운동을 시작하기 전부터 호흡이 변하기 시작
(2) 가스교환은 첫 번째 또는 두 번째 호흡에 의해 폐포의 모세혈관막을 통해 증가
(3) 다양한 요소들이 호흡기계를 자극
　① 운동으로 인해 동맥혈의 산소 해리도 증가와 정맥혈의 이산화탄소 분압과 H^+ 농도 증가
　② 체온 상승, 에피네프린 증가, 관절과 근육수용기의 자극 증가
　③ 압수용기(basoreceptor) 반사, 보호반사, 동통, 감정, 호흡의 수의적 조절
(4) 분당 환기량은 호흡 횟수와 폐활량이 증가함에 따라 증가
(5) 폐포환기는 강한 운동에 필요한 산소를 공급하고 과도하게 생성된 이산화탄소를 배출하기 위해 증가

3 근육에 대한 산소공급 반응

(1) 활동근육의 산소 소비 증가로 인한 조직의 산소분압 감소와 조직으로의 산소해리 증가
(2) 이산화탄소 생성량이 증가할수록 수소 이온 농도가 증가하여 조직이 산성화됨.
(3) 어느 일정 분압에 도달하게 되면 헤모글로빈으로부터 해리되는 산소량이 증가함.
(4) 산소소비량을 결정하는 인자
　① 근육의 혈관 분포도
　② 근섬유의 분포도
　③ 미토콘드리아 수
　④ 근섬유에 존재하는 미토콘드리아 산화 효소

3 훈련에 따른 생리적 변화

1 심혈관계의 변화

(1) 휴식 시의 변화
　① 안정 시 맥박수의 감소

② 일부 사람들의 경우 혈압 감소
(2) 운동 중의 변화
① 맥박수 감소
② 1회 박출량 증가
③ 심박출량 증가
　　＊심박출량의 증가는 최대 운동에서 나타나지만 최대하 운동에서는 나타나지 않음.
④ 일부 사람들의 경우 최대 산소 섭취량과 산소해리 능력의 증가
⑤ 활동근육의 kg당 혈류량 감소
　　＊혈류량 증가에도 불구하고 운동하는 근육의 혈관 문합으로 인해 발생. 이러한 변화에 대처하기 위해 산소해리도가 증가
⑥ 주어진 운동강도에 따라 심근의 산소소비량이 감소

2 호흡기계의 변화

(1) 휴식 시의 변화
  - 폐활량은 변화가 없어도 폐기능의 증가로 폐의 확산 능력이 커짐.
(2) 운동 중의 변화
① 폐의 확산 능력이 커짐.
② 산소소비량은 같더라도 환기량은 낮아짐.
③ 최대 확산 능력은 변화가 없음.
④ 최대 분당 환기량이 증가
⑤ 환기 효율성이 증가

3 대사의 변화

(1) 휴식 시의 변화
① 근육의 비대와 모세혈관 밀도의 증가
② 미토콘드리아의 수와 크기 증가로 유산소대사 능력의 상승
③ 근육의 마이오글로빈 농도 증가
(2) 운동 중의 변화
① 최대하 운동에서 근육 글리코겐의 고갈 속도가 감소
② 최대하 운동에서 혈중 젖산 수준이 낮아짐.
③ 골격근의 크레아틴 인산과 ATP 의존성 감소

4 기타 변화

(1) 체지방 감소
(2) 혈중 콜레스테롤과 트라이글리세라이드의 감소
(3) 열순응의 증가
(4) 뼈와 인대의 차단력 및 힘줄의 장력 증가

4 운동 프로그램을 위한 기초검사

1 건강한 사람의 피트니스 검사

(1) 심혈관계의 피트니스 평가를 위한 field test
  ① 2.4km (1.5마일)를 달리는데 걸리는 시간을 측정
  ② 12분 동안에 달리는 거리를 측정
    * 검사자는 젊은층 또는 중년층으로 조깅이 가능한 사람으로 세심하게 검증된 사람이어야 함.

(2) 다단계 검사
  ① 호기 표본을 분석하여 최대 산소 섭취량을 직접 측정
  ② 검사는 트레드밀에서 4~6단계로 나누어 각 단계마다 속도와 경사를 점차 증가시킴.
    * 각 단계는 3~5분이 소요되며, 검사가 진행되는 동안 심전도(ECG)로 모니터 함.
  ③ 최대 산소섭취량은 운동부하가 증가하더라도 산소 사용이 고원기에 다다랐을 때로 정함.

2 회복기 환자와 잠재적 위험이 있는 사람의 스트레스 검사

(1) 스트레스 검사의 원칙
  ① 트레드밀의 속도 및 경사도는 자전거 역량계의 저항을 증가시킴으로써 부하량을 조절
  ② 초기 부하량은 피검자의 예상되는 유산소 역치보다 낮게 설정
  ③ 각각의 부하량은 1분 이상 유지되도록 함.
  ④ 징후가 발생하거나 심전도 상에 비정상이 나타나면 검사를 중단
  ⑤ 가능하면 피검자의 최대 산소 소비량을 측정

스트레스 검사를 통한 자료 제공

- 피검자의 운동 수준 또는 운동 처방을 결정하는 기초 자료
- 명백한 심장 질환 또는 잠재성 심장 질환을 진단하는데 도움
- 피검자의 심혈관계 기능 평가 자료
- 신체적인 능력을 kg-m/min, 기능 능력을 METs로 측정
- 운동 훈련 및 예방 프로그램에 대한 반응 평가
- 심장 질환의 적절한 치료 방법을 선택하고 평가하는 것을 보조
- 운동 프로그램에 지속적으로 참여하는 동기를 높임.
- 관상동맥질환 가능성이 있는 환자의 임상 평가에 이용

5　운동 프로그램의 결정 요소

1 운동강도 (intensity)

(1) 과부하의 원리 : 심혈관계와 근육의 지구력을 향상시키기 위해서는 이들 계통에 과부하가 가해져야 함.
  *과부하 : 일상 생활에서 부딪히는 정상적인 스트레스보다 더욱 큰 스트레스
(2) 주어진 부하에 적응이 되면 더욱 향상시키기 위해 운동강도를 증가시켜야 함.
(3) 훈련 자극 역치는 개인의 건강 수준, 활동 수준, 연령, 성별에 따라 다름.
(4) 피트니스의 초기 수준이 높을수록 신체 변화를 일으키는데 필요한 운동강도는 커짐.
(5) 컨디셔닝 반응은 개인의 수준에 따라 대개 최대심박수의 60~90%(VO_2max의 50~85%)에서 발생
(6) 최대심박수와 운동심박수는 초기 운동강도를 결정하는 기초가 됨.
  *최대 심박수 : 220 - 연령
  *운동 심박수 : 휴식 시 심박수 + (최대 심박수 - 심박수 차이) × 0.6~0.7

2 운동기간 (duration)

(1) 심혈관계 컨디셔닝을 위한 최적의 운동시간은 전체적인 운동량, 운동강도 및 횟수, 피트니스 레벨에 의해 결정됨.
(2) 운동의 강도가 클수록 적응에 필요한 시간은 짧아지며, 강도가 낮을수록 적응에 필요한 시간은 길어짐.
(3) 일반적으로 최대심박수의 60~70%에 도달하기 위해서는 20~30분의 운동이 적절함.

3 운동빈도 (frequency)

(1) 개인의 건강 생태와 연령에 따라 다름.
(2) 최적의 훈련 횟수는 주당 3~4회가 적절함.
(3) 주당 2회의 운동은 일반적으로 심혈관계 변화를 일으키기에는 약하지만 노인이나 회복기 환자에는 유익할 수 있음.

4 운동형태 (mode)

(1) 대근육군이 율동적이고 유산소 상태로 활성화되는 운동이 적합함.
(2) 자전거 타기나 달리기와 같은 특정한 유산소운동은 심폐계에 스트레스를 주는 것은 물론이고, 활동에 필요한 근육에 과부하가 걸려야 함.

5 역전성의 원리 (the reversible principle)

(1) 훈련을 중단하면 탈훈련 현상이 빠르게 나타남.
(2) 훈련을 중단한지 2주가 지나면 운동 능력의 유의한 감소를 볼 수 있음.
(3) 유산소 피트니스를 일정 수준 유지하는데 필요한 신체 활동의 횟수나 시간은 그것을 증진시키는데 필요한 것보다 적음.

6 운동 프로그램

1 준비운동

(1) 준비운동의 목적
- 신체활동을 하기에 앞서 일어나야 할 여러 적응력을 향상시킴.
  ① 근육의 온도가 상승 : 온도가 높을수록 근육의 점성이 감소하고, 신경전도 효율이 증가
  ② 근육의 에너지 수요를 충족시키기 위해 산소요구량이 증가
  ③ 헤모글로빈의 산소해리도는 온도가 높을수록 더욱 커짐.
  ④ 혈액 순환의 증가에 따라 수축되었던 모세혈관이 확장되어 산소 공급을 증가시킴.
  ⑤ 정맥의 환류가 증가함.
  ⑥ 유연성을 증가시켜 근골격계의 상해를 예방
  ⑦ 심장의 허혈성 변화 및 부정맥의 발생을 예방

(2) 준비운동의 특징
  ① 준비운동은 피로를 유발하거나 에너지 감소를 일으키지 않은 범위 내에서 적용
  ② 10분 동안의 유연한 체조, 정적인 신장, 천천히 달리기와 같은 전신 동작운동
  ③ 분당 목표 심박수에 20회 이내의 심박수에 도달하도록 함.

2 유산소운동

- 운동 프로그램의 컨디셔닝 부분
- 운동 프로그램의 결정 요소인 운동강도, 운동기간, 운동빈도, 운동형태에 주의를 기울여 적용
- 특히 운동강도는 심박출량과 심박수를 증가시키기에 충분한 자극어이어야 함.

(1) 지속훈련(continous training)
  ① 훈련시간 내내 최대하의 에너지가 요구됨.
  ② 안정된 상태가 되면 근육은 유산소대사에 의해 에너지를 얻음.
  ③ 스트레스는 주로 느린 연축섬유에 부가됨.
  ④ 운동은 산소 운반 체계가 고갈되지 않는 범위 내에서 20~60분 동안 지속
  ⑤ 일률은 훈련성취도에 따라 점진적으로 증가됨.
  ⑥ 건강한 사람의 지속훈련은 지구력을 향상시킬 수 있는 가장 효과적인 방법

(2) 간격훈련(interval training)
  ① 작업이나 운동 후에 적절한 이완이나 휴식 간격을 정하는 훈련
  ② 지속훈련보다 에너지 요구가 적음.
  ③ 지구력보다 순발력과 파워를 증가시키는 경향
  ④ 이완 간격에는 휴식 이완(resting relief)과 작업 이완(work relief)의 두 가지가 있음.
  ⑤ 이완 도중에 근육의 고갈된 ATP를 공급
  ⑥ 유산소 체계에 스트레스를 받게 하려면 짧은 작업 간격과 긴 휴식 간격이 중요함.

(3) 순환훈련 (circuit training)
　① 연속적인 운동 동작으로 구성
　② 마지막 동작이 끝나면 다시 일렬의 운동 동작 과정을 밟게 됨.
　③ 큰근육군과 작은근육군 및 정적인 운동과 동적인 운동을 혼합한 다양한 운동 형태
　④ 순환훈련은 유산소 체계와 무산소 체계 모두에 스트레스를 줌으로써 순발력과 지구력을 키움.

(4) 순환 - 간격훈련 (circuit-interval training)
　① 순환훈련과 간격훈련을 결합한 형태
　② ATP를 생성하는 유산소 체계 및 무산소 체계의 상호작용 때문에 효과적임.
　③ 다양한 동작으로 유산소 체계와 무산소 체계가 자극됨.
　④ 적절한 이완 간격은 ATP를 공급하는 산소를 이용하기에 앞서 해당작용과 젖산의 생성을 지연시킴.

3 마무리운동

(1) 마무리운동은 모든 훈련이 끝난 뒤에 필요함.
(2) 마무리운동의 목적
　① 정맥환류를 유지하기 위해 근육을 계속 사용함으로써 팔다리의 울혈을 예방
　② 심장과 뇌로 가는 혈류량을 증가시킴으로써 심박출과 정맥환류의 감소에 의한 어지러움 감소
　③ 대사산물의 산화 및 에너지가 보충되는 회복기를 촉진시킴.
　④ 심근허혈과 부정맥, 그리고 기타 심혈관의 합병증의 예방

단원정리문제

01 최대 산소섭취량에 대한 설명으로 맞는 것을 모두 고르면?

> 가. 신체활동을 수행하는 능력을 설명하는 일반적 용어
> 나. 운동이 최대치에 도달했을 때 소비되는 산소최대량
> 다. 오랜시간 작업을 지속할 수 있는 능력
> 라. 심박출량(심박수×일회 박출량)×동정맥 산소차

① 가, 나, 다   ② 가, 다   ③ 나, 라
④ 라   ⑤ 가, 나, 다, 라

02 유산소 훈련을 통해 나타나는 대사적 변화로 맞는 것을 모두 고르면?

> 가. 근육의 비대와 모세혈관의 밀도 증가
> 나. 최대하 운동에서 글리코겐 고갈 속도 증가
> 다. 골격근의 크레아틴 인산과 ATP 의존성 감소
> 라. 근육의 마이오글로빈 농도 감소

① 가, 나, 다   ② 가, 다   ③ 나, 라
④ 라   ⑤ 가, 나, 다, 라

단원정리문제 해설

▶ 최대 산소섭취량 (maximum oxygen consumption ; VO_2max)
  - 신체의 산소 사용 능력을 측정
  - 개개인의 운동이 최대치에 도달했을 때 분당 소비되는 산소의 최대량
  ※ 최대 산소섭취량 = 심박출량(심박수 × 일회 박출량) × 동정맥 산소차

▶ 훈련에 따른 대사적 변화
  - 휴식 시의 변화
    • 근육의 비대와 모세혈관 밀도의 증가
    • 미토콘드리아의 수와 크기 증가로 유산소대사 능력의 상향
    • 근육의 마이오글로빈 농도 증가
  - 운동 중의 변화
    • 최대하 운동에서 근육 글리코겐의 고갈속도가 감소
    • 최대하 운동에서 혈중 젖산 수준이 낮아짐.
    • 골격근의 크레아틴 인산과 ATP 의존성 감소

정답 : 1_⑤ 2_②

03 피트니스의 척도로 오랜 시간 작업할 수 있는 능력을 의미하는 것은?

① 적응　　　　② 훈련　　　　③ 탈컨디셔닝
④ 지구력　　　⑤ 최대 산소섭취량

▶ 지구력 (endurance)
- 피트니스의 척도
- 오랜시간 작업할 수 있는 능력
- 피로를 견뎌내는 능력
- 근지구력과 심혈관계의 지구력이 포함.

04 유산소운동에 의한 심혈관계의 반응으로 맞지 않는 것은?

① 자율신경계 자극의 증가로 동방결절의 탈분극 횟수의 증가
② 심박수 증가와 일회 박출량 증가로 인한 심박출량의 증가
③ 활동근육의 혈류량 증가
④ 전체 말초 저항의 증가
⑤ 심박수와 수축기 혈압의 증가가 나타남.

▶ 심혈관계의 반응
- 자율신경계 자극의 증가로 인한 동방결절의 탈분극 횟수의 증가, 심박수 증가
- 자율신경계의 직접적인 근수축성 반응으로 심근의 수축력 증가
- 심박출량의 증가
 ※ 심박출량 증가 요인 : 박출량 증가에 따른 심근 수축력 증가, 심박수 증가, 활동근육의 혈류량 증가, 활동 및 비활동근육의 정맥순환에 대한 혈관 수축 증가, 전체 말초저항의 감소

05 유산소훈련에 따른 신체의 변화로 맞는 것은?

① 운동을 시작하기 전부터 호흡이 변하기 시작한다.
② 분당 환기량은 호흡 횟수가 증가함에 따라 감소한다.
③ 정맥혈의 pH가 증가한다.
④ 동맥혈의 산소해리도가 감소한다.
⑤ 정맥혈의 이산화탄소 농도가 감소한다.

▶ 호흡계의 반응
- 운동을 시작하기 전부터 호흡이 변하기 시작
- 가스교환은 첫 번째 또는 두 번째 호흡에 의해 폐포의 모세혈관막을 통해 증가
- 다양한 요소들이 호흡기계를 자극
- 분당 환기량은 호흡 횟수와 폐활량이 증가함에 따라 증가
- 폐포환기는 강한 운동에 필요한 산소를 공급하고 과도하게 생성된 이산화탄소를 배출하기 위해 증가

정답 : 3_④　4_④　5_①

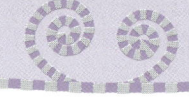

06 운동 시 근육의 생리적 반응으로 맞는 것을 모두 고르면?

> 가. 이산화탄소 생성의 증가로 조직이 산성화된다.
> 나. 근육의 산소소비가 증가한다.
> 다. 조직으로의 산소해리도가 높아진다.
> 라. 조직의 산소분압이 낮아진다.

① 가, 나, 다 ② 가, 다 ③ 나, 라
④ 라 ⑤ 가, 나, 다, 라

▶ 근육에 대한 산소 공급 반응
- 활동근육의 산소소비 증가로 인한 조직의 산소분압 감소와 조직으로의 산소해리 증가
- 이산화탄소 생성량이 증가할수록 수소이온 농도가 증가하여 조직이 산성화됨.
- 어느 일정 분압에 도달하게 되면 헤모글로빈으로부터 해리되는 산소량이 증가함.
- 산소소비량을 결정하는 인자

07 운동 프로그램의 결정 요소로 맞는 것을 모두 고르면?

> 가. 운동강도   나. 운동기간
> 다. 운동형태   라. 운동빈도

① 가, 나, 다 ② 가, 다 ③ 나, 라
④ 라 ⑤ 가, 나, 다, 라

▶ 운동 프로그램의 결정 요소
- 운동강도
- 운동기간
- 운동빈도
- 운동형태
- 역전성의 원리

08 유산소운동의 효과에 대한 내용으로 맞지 않는 것은?

① 근육의 산화 효소가 줄어든다.
② 근육의 미토콘드리아 밀도와 크기가 증가한다.
③ 근육의 산소 소비를 촉진한다.
④ 효과는 강도와 기간, 횟수에 따라 달라진다.
⑤ 근육의 에너지 소비를 증가시킨다.

▶ 유산소운동 훈련
(aerobic exercise training)
- 운동 프로그램을 통하여 근육의 에너지 이용을 증가시킴.
- 미토콘드리아의 밀도와 크기 증가, 근섬유 모세관의 공급 증가와 근육의 산화효소 증가로 근육의 능력 향상
- 훈련의 효과는 충분한 강도, 기간, 횟수에 달려 있음.

정답 : 6_⑤ 7_⑤ 8_①

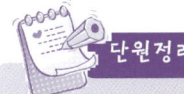

09 스트레스 검사의 원칙으로 맞는 것을 모두 고르면?

> 가. 초기 부하량은 예상되는 유산소 역치보다 높게 설정한다.
> 나. ECG 상의 비정상이 발생하면 즉시 검사를 중단한다.
> 다. 각각의 부하량은 10분 이상 유지되도록 한다.
> 라. 가능하다면 대상자의 최대 산소소비량을 측정한다.

① 가, 나, 다 ② 가, 다 ③ 나, 라
④ 라 ⑤ 가, 나, 다, 라

10 스트레스 검사의 자료활용으로 맞지 않는 것은?

① 대상자의 심혈관계 기능 수준을 평가
② 운동 처방을 결정하는 기초자료
③ 관상동맥 질환
④ 심장 질환의 진단
⑤ 총혈액량의 측정

11 훈련에 의해 나타나는 운동 중의 심혈관계 변화로 맞지 않는 것은?

① 활동근육의 kg 당 혈류량 감소
② 맥박수 증가
③ 심근의 산소소비량이 감소
④ 1회 박출량 증가
⑤ 최대 산소섭취량의 증가

▶ 스트레스 검사의 원칙
- 트레드밀의 속도 및 경사도는 자전거 역량계의 저항을 증가시킴으로써 부하량을 조절
- 초기 부하량은 피검자의 예상되는 유산소 역치보다 낮게 설정
- 각각의 부하량은 1분 이상 유지되도록 함.
- 징후가 발생하거나 심전도 상에 비정상이 나타나면 검사를 중단
- 가능하면 피검자의 최대 산소소비량을 측정

▶ 스트레스 검사를 통한 자료 제공
- 피검자의 운동 수준 또는 운동 처방을 결정하는 기초 자료
- 명백한 심장 질환 또는 잠재성 심장 질환을 진단하는데 도움
- 피검자의 심혈관계 기능 평가자료
- 신체적인 능력을 kg-m/min, 기능 능력을 METs로 측정
- 운동훈련 및 예방 프로그램에 대한 반응 평가
- 심장 질환의 적절한 치료 방법을 선택하고 평가하는 것을 보조
- 운동 프로그램에 지속적으로 참여하는 동기를 높임.
- 관상동맥 질환 가능성이 있는 환자의 임상 평가에 이용

▶ 훈련에 따른 심혈관계 변화
- 맥박수 감소
- 1회 박출량 증가
- 심박출량 증가
  ※ 심박출량의 증가는 최대운동에서 나타나지만 최대하 운동에서는 나타나지 않음.
- 일부 사람들의 경우 최대 산소섭취량과 산소 해리 능력의 증가
- 활동근육의 kg 당 혈류량 감소
  ※ 혈류량 증가에도 불구하고 운동하는 근육의 혈관 문합으로 인해 발생, 이러한 변화에 대처하기 위해 산소해리도가 증가
- 주어진 운동강도에 따라 심근의 산소소비량이 감소

정답 : 9_③ 10_⑤ 11_②

12 훈련의 최적빈도는 얼마인가?

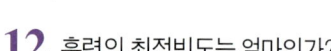

① 월 1회　　② 월 3회　　③ 주 1회
④ 주 3회　　⑤ 주 7회

▶ 운동빈도 (frequency)
- 개인의 건강 생태와 연령에 따라 다름
- 최적의 훈련 횟수는 주당 3~4회가 적절함.
- 주당 2회의 운동은 일반적으로 심혈관계 변화를 일으키기에는 약하지만 노인이나 회복기 환자에는 유익할 수 있음.

13 준비운동을 통해 얻을 수 있는 효과로 맞지 않는 것은?

① 근육의 온도 상승으로 신경전도 효율이 증가
② 근육의 온도 상승으로 산소해리도가 높아짐.
③ 정맥환류량의 감소
④ 심장의 허혈성 변화를 예방
⑤ 유연성을 증가시켜 상해를 예방

▶ 준비운동의 목적
- 근육의 온도가 상승 : 온도가 높을수록 근육의 점성이 감소하고, 신경전도 효율이 증가
- 근육의 에너지 수요를 충족시키기 위해 산소요구량이 증가
- 헤모글로빈의 산소해리도는 온도가 높을수록 더욱 커짐.
- 혈액순환의 증가에 따라 수축되었던 모세혈관이 확장되어 산소 공급을 증가시킴.
- 정맥의 환류가 증가함.
- 유연성을 증가시켜 근골격계의 상해를 예방
  심장의 허혈성 변화 및 부정맥의 발생을 예방

14 마무리운동에 대한 내용으로 맞지 않는 것은?

① 정맥환류를 유지하기 위해 운동이 끝난 뒤에도 활동을 계속함.
② 심박출과 정맥환류의 감소에 의한 어지러움을 감소
③ 팔다리의 울혈을 예방하는 효과
④ 심근허혈과 부정맥과 같은 심혈관 합병증을 예방
⑤ 대사산물의 산화를 억제하여 회복기를 촉진함.

▶ 마무리운동의 목적
- 정맥환류를 유지하기 위해 근육을 계속 사용함으로써 팔다리의 울혈을 예방
- 심장과 뇌로 가는 혈류량을 증가시킴으로써 심박출과 정맥환류의 감소에 의한 어지러움 감소
- 대사산물의 산화 및 에너지가 보충되는 회복기를 촉진시킴.
- 심근허혈과 부정맥, 그리고 기타 심혈관의 합병증의 예방

정답 : 12_④　13_③　14_⑤

Chapter 5
신장운동

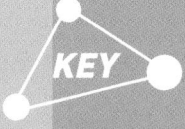

- 신장운동은 신체 부위의 근육이나, 힘줄, 인대 등의 물렁조직(연부조직)을 늘려주는 운동으로 관절의 가동범위를 증가시켜 유연성 유지와 운동에 의한 상해 예방에 도움이 됩니다.
- 이번 챕터를 공부하기 위해서는 신장운동의 대상이 되는 물렁조직의 생리학적 특성과 역학적 특성을 이해하는 것이 매우 중요합니다.
- 또한 신장운동 적용 시 신장운동을 결정하는 요소들에 대한 이해를 바탕으로 다양한 환자의 특성에 맞는 신장운동 방법을 결정할 수 있어야 할 것입니다.
- 이번 챕터에서는 신장운동과 관련된 용어에 대한 학습을 먼저 할 것입니다. 이어서 수축성 물렁조직과 비수축성 물렁조직의 역학적 특성을 공부하겠습니다.
- 마지막으로 환자에게 가장 적절한 신장운동을 결정하고 적용할 수 있도록 신장의 강도와 시간과 같은 신장운동의 결정요소에 대해 공부하겠습니다. 그리고 신장운동의 효과를 더욱 증진시킬 수 있는 신경근 억제와 근육 연장기법에 대해서도 알아보겠습니다.

꼭! 알아두기

1. 신장운동과 관련된 용어의 정의
2. 수축성 조직의 역학적 특성과 신경·생리학적 특성
3. 스트레스-스트레인 곡선에 대한 이해
4. 신장운동의 결정요소
5. 신장운동의 주의사항

CHAPTER 05 신장운동

1 신장운동의 용어

1 신장
- 물렁조직(연부조직)의 가동성을 증진시키거나 단축되고 저가동성이 된 구조물의 관절 가동범위를 향상시키는데 계획되는 치료기법

2 유연성
(1) 단일관절 혹은 여러 관절들을 제한 및 통증 없이 관절 가동 범위를 움직이게 하는 능력
(2) 역동적 유연성과 수동적 유연성이 있음.
  ① 역동적 유연성 : 능동적으로 움직일 수 있는 관절 가동범위
  ② 수동적 유연성 : 수동적으로 움직일 수 있는 관절 가동범위

3 저가동성
(1) 감소된 가동성 혹은 제한된 운동성
(2) 제한된 운동성에 기여하는 요소
  ① 석고, 붕대 또는 부목에 의한 고정
  ② 통증, 근육 또는 힘줄 등의 장애, 피부장애, 혈관장애, 염증 등
  ③ 좌식생활과 잘못된 습관 또는 비대칭적 자세
  ④ 마비, 근긴장의 비정상과 근육 불균형
  ⑤ 자세부정렬
(3) 제한된 움직임은 가벼운 근단축에서 돌이킬 수 없는 구축이 될 수 있음.

4 구축
- 관절을 지나거나 둘러싸고 있는 근육-힘줄 단위와 다른 물렁조직의 적응성 단축
- 수동 혹은 능동신장에 대하여 현저한 저항과 관절 가동범위의 제한을 초래

(1) 근정적 구축
  ① 근정적 구축에서는 특이한 조직학적 병리가 나타나지 않음.
  ② 근육원섬유마디 단위수가 적어질지라도 형태론적으로 각각의 근육원섬유마디 길이는 감소되지 않음.

③ 근정적 구축은 단시간의 신장운동에 비례하여 완화시킬 수 있음.

(2) 가성 근정적 구축
① 중추신경계 병변과 연관되는 과긴장성의 결과
② 경직과 강직 또한 손상된 가동성과 제한된 관절 가동범위를 일으킬 수 있음.
③ 근육경축 또는 근방호, 통증 또한 가성 근정적 구축을 유발
④ 구축의 상태가 계속되어 나타나며, 수동신장에 과도한 저항이 일어남.

(3) 관절 및 관절 주변 구축
① 관절 구축은 관절 내 병리의 결과임.
　　＊유착, 윤활의 증식, 관절삼출 또는 관절물렁뼈(연골)에서의 불규칙성, 골증식체 등
② 관절 주변 구축은 관절이나 관절주머니(관절낭)을 지나거나 부착하는 결합조직이 굳어서 발생

(4) 섬유성 구축과 비가역성 구축
① 근육과 관절 주변 구조에서의 섬유성 변화는 유착에 이어서 섬유성 구축으로 발생
② 섬유성 구축의 신장과 관절 가동범위의 증가가 가능하더라도 최적의 길이 회복은 어려움.

2 고정과 연장에 영향을 주는 물렁조직의 특성

1 수축성 조직의 역학적 특성
- 근육은 수축성 조직과 비수축성 결합조직으로 구성

(1) 수축성 조직
- 수축성과 감응성의 특성을 가짐.

(2) 비수축성 조직
① 결합조직과 같은 특성을 가짐.
② 점탄성과 변형에 저항하는 힘을 가짐.
③ 근육속막(근내막 ; Endomysium), 근육다발막(근주막 ; Perimysium), 근육바깥막(근외막 ; Epimysium)은 근육-힘줄 단위 결합조직 구조로 수동 연장에 대한 근육 저항의 결합조직 체계

(3) 신장에 대한 수축성 조직의 역학적 반응
① 신장은 근육의 수축성 단위(sarcomere)의 해부학적 구조와 생리학적 기능의 변화를 야기
② 신장력은 결합조직을 경유하여 근육섬유에 전달
③ 초기의 늘어남이 결합조직에서 일어나 장력이 증가되고 어느 지점을 지나면 필라멘트가 활주하여 분리되고 근육원섬유마디(근절)가 늘어나게 됨.
④ 근육원섬유마디가 늘어나면 교차다리의 역학적 파괴가 일어나며, 신장력이 해제될 때 개개의 근육원 섬유마디들은 안정 시 길이로 돌아옴.
⑤ 단기간의 신장 후에 안정 시 길이로 돌아가려는 근육의 성향을 탄력성이라 함.
⑥ 영구적인 길이 증가(가소성)를 유도하려면 장시간의 신장력이 필요함.

2 수축성 조직의 신경·생리학적 특성

(1) 근방추
　① 추외근 섬유와 나란히 배열된 미세 구조의 추내근 섬유로 구성
　② 신장에 의해 자극되어 근육의 신장 속도와 길이 변화를 감지
　③ 자극 시 자신의 추외근 섬유(작용근)의 수축을 촉진하며, 대항근(길항근)을 억제

(2) 골지힘줄기관
　① 근힘줄 접합부 근처에 위치하며, 추외근 섬유종단을 감싸고 있음.
　② 능동 근수축 후의 활성화보다 수동신장에 대한 활성에 높은 역치를 가짐.
　③ 근육 내 과도한 긴장은 골지체를 활성화시키고, 작용근(주동근)의 장력을 감소시킴.
　　＊골지힘줄기관은 그것이 위치한 근육에서의 장력을 억제하여 근육을 보호

(3) 신장에 대한 근육의 신경·생리학적 반응
　① 근육이 매우 빠르게 신장될 때 알파 운동신경원을 자극하여 추외근섬유의 수축을 촉진
　② 느린 신장력이 적용될 때 골지힘줄기관이 활성화되어 근육의 장력을 억제시킴.

3 비수축성 물렁조직의 역학적 특성

(1) 신체 전반에 위치하며, 신체 구조물을 지지하기 위해 다양한 결합조직의 형태로 구성
(2) 인대, 힘줄, 관절주머니(관절낭), 근막, 근육 내 비수축성 조직은 유착과 구축을 초래할 수 있는 특성을 가짐.
(3) 결합조직은 세 가지 종류의 섬유와 비섬유기질로 구성

교원섬유	· 장력성 변성에 저항, 조직의 경직(stiffness)과 힘의 주 요소 · 힘줄과 인대의 섬유는 교원섬유를 포함하며, 장력에 잘 견딤
탄력섬유	· 신장성을 제공 · 작은부하에서는 연장되나 큰부하에서는 변형없이 파괴 · 많은 양의 탄력섬유를 가진 조직일수록 유연성이 큼
그물섬유	· 조직에 용적을 제공
기초기질	· 프로테오글라이칸과 당단백질로 구성 · 프로테오글라이칸 : 교원질망을 고정하고 압축력에 저항 · 당단백질 : 섬유들 사이의 마찰을 감소, 물질 운반, 섬유간 과도한 교차 연결 예방

(4) 스트레스 - 스트레인 곡선에 대한 결합조직의 역학적 작용

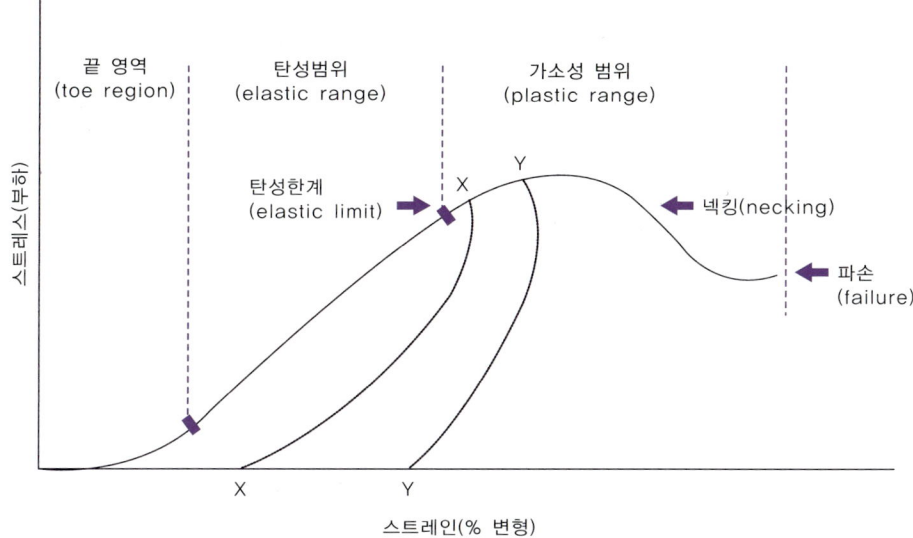

① 스트레스 부하에서 나타나는 현상을 해석하는데 이용됨.
② 스트레스 (stress) : 단위 부위에 대한 힘으로 역학적 스트레스는 내적 외적부하에 대한 저항
　　* 장력, 압박, 전단 3가지 종류의 스트레스가 있음.
③ 장력 : 조직으로부터 떨어진 방향에서 조직의 가로단면에 수직으로 적용되는 힘
④ 압박 : 조직을 향한 방향에서 조직의 가로단면에 수직으로 적용되는 힘
⑤ 전단 : 조직의 가로단면에 평행하게 적용되는 힘
⑥ 스트레인 (strain) : 스트레스나 신장력이 적용될 때 일어나는 변형 또는 늘어나는 양
⑦ 끝 영역 (toe region) : 많은 힘의 사용없이 상당한 변형이 일어날 수 있는 영역
　　* 가장 기능적인 활동이 정상적으로 일어나는 범위
⑧ 탄성 범위 : 조직이 관절 가동범위의 끝에 도달할 때, 부드러운 신장이 적용될 때 나타남.
　　* 스트레스가 일정 시간 유지되지 않는다면 처음의 형태로 되돌아 옴.
⑨ 탄성 한계 (elastin limit) : 조직이 원래의 모양과 크기로 되돌아갈 수 없는 곳을 넘는 지점
⑩ 가소성 범위 (plastic range) : 탄성 한계에서 파열 지점을 넘어선 범위, 영구적 변형
⑪ 최종 강도 (ultimate strength) : 조직을 유지할 수 있는 가장 큰부하, 스트레스의 증가 없이도 변형이 증가됨.
⑫ 네킹 (necking) : 조직에 상당한 약증이 있는 곳으로 빠르게 파손에 접근
⑬ 파손 (failure) : 조직의 완전한 파열
⑭ 크립 (creep) : 부하가 장기간 적용될 때 조직이 늘어나고 영구적인 변형이 초래됨.
　　* 탄성 범위 내에서 장기간 적용되는 부하는 결합조직의 변형과 주변 조직의 수분 재배열을 일으킴.
⑮ 스트레스 - 이완 (stress-relaxation) : 신장 자세로 몇 시간 혹은 며칠 동안 실시하는 신장운동의 기본 원리
　　* 힘이 조직을 신장시켜 조직의 길이가 일정하게 유지되었을 때 초기 크립 이후에 길이를 유지하기 위해 요구되는 힘이 감소하면서 조직에서의 장력이 감소

4 스트레스 - 스트레인 반응에 영향을 미치는 교원질의 변화

(1) 고정의 영향
① 교원질의 교체율과 새로운 조직, 스트레스를 받지 않는 조직 간의 약한 결합력으로 조직의 약증 발생
② 조직화되지 않은 교원섬유들 사이의 교차 연결과 섬유 사이의 기초 기질의 감소로 유착 형성

(2) 비활동성의 영향
① 교원섬유의 크기와 양의 감소, 조직의 약증을 초래
② 탄력섬유의 지배가 증가, 순응이 증가
③ 회복은 규칙적이고 주기적인 부하에 의해 약 5개월이 걸림.

(3) 나이의 영향
① 최대 장력의 감소와 탄력성의 감소
② 스트레스에 대한 적응의 비율이 느려짐.

(4) 코티코스테로이드의 영향
- 장력의 감소와 함께 교원질의 역학적 특성이 지속, 섬유세포의 괴사

(5) 상해의 영향
- 과도한 장력부하는 인대와 힘줄의 파열을 초래

3 신장운동의 결정요소

1 정렬성과 안정성

(1) 정렬성 (alignment)
① 정렬은 물렁조직에 당면한 장력의 양에 영향을 주고 관절에 이용 가능한 관절 가동범위에 영향을 줌.
② 체간 및 인접한 관절들의 정렬과 신장되기 위한 근육, 관절의 정렬은 반드시 이루어져야 함.

(2) 안정성 (stobilizaion)
① 특정 근육이나 근그룹 그리고 연관된 관절 주변 구조의 신장을 위해 근육 - 힘줄 접합부 가까운쪽이나 먼쪽 한쪽을 고정
* 도수 스트레칭인 경우 가까운쪽을 고정하는 것이 일반적임.
② 환자의 신체 다수분절의 구조는 효과적인 신장을 위해 필요한 적절한 정렬성 유지에 도움이 됨.

2 신장의 강도

(1) 저강도 신장은 고강도 신장보다 환자를 더 편안하게 하고, 근방어를 최소화 할 수 있음.
(2) 저강도 신장은 고강도 신장보다 물렁조직의 손상과 운동 후 통증이 적으며, 치밀결합조직의 만성 구축 신장에 효과적임.

3 신장의 기간

(1) 정적 신장
  ① 물렁조직이 조직 저항점을 지난 후 지속된 신장력은 적용하여 늘어난 자세를 유지
  ② 급격한 신장보다 더 안전한 신장 유형

(2) 정적 점증적 신장
  ① 단축된 물렁조직은 이완의 범위까지 늘어나고, 그 후 조직은 한층 더 늘어나고 시간의 추가 동안 새로운 끝 범위 자세가 다시 지속됨.
  ② 물렁조직의 스트레스 - 이완 특성을 이용한 신장에 가까움.

(3) 주기적 신장
  ① 단기간 신장력으로 여러 차례 점증적으로 적용, 해제되는 신장
  ② 각각의 신장 주기는 5~10초 사이에서 유지

4 신장의 속도

(1) 느리게 적용하는 신장
  ① 제한된 조직에서 최적의 근이완을 보장하고 상해를 예방하기 위해선 신장의 속도가 느려야 함.
  ② 느리게 적용된 신장은 신장반사를 적게 촉진하고 신장되는 근육의 장력 증가가 적게 나타남.
      *근방추의 Ia 섬유가 근육의 신장 속도에 민감함.
  ③ 느린 속도의 신장은 치료사나 환자가 조절하기 쉽고 안전함.
  ④ 저속 신장은 결합조직의 점탄성에 영향을 줌.

(2) 폭발적 신장
  ① 빠르고 강제적인 간헐적 신장
  ② 고속, 고강도 신장
  ③ 관절 가동범위의 끝까지 신체 분절을 빠르게 운반하기 위한 운동량에 의함.
      a. 대부분의 경우 폭발적 신장은 권장되지 않음.
      b. 근골격계 병증 또는 만성 구축이 있는 노인, 앉아서 일하는 사람들에게는 금기임.
        *고속, 고강도의 움직임은 조절하기가 어려움.
        *약화된 조직은 쉽게 손상 받고 만성 구축의 경우 빠른 스트레칭 시 늘어나기보다 찢어지기 쉬움.

(3) 진보한 재활 단계에서의 고속신장
  - 고속운동을 하는 운동선수 또는 재활 마지막 단계에 있는 젊은 환자의 고속신장은 플라이오매트릭 훈련에 적합

5 신장의 빈도

(1) 환자가 신장을 수행하는 날이나 주 마다의 바우트 수와 관계함.
(2) 신장 빈도의 결정은 치료사의 임상적 판단과 환자의 반응과 요구에 근거함.
(3) 반복적인 신장으로 인한 조직의 파손과 회복 사이의 균형을 유지해야 함.
    *과도한 빈도는 조직의 회복을 저해하고 조직 파손의 가능성이 생김.

6 신장의 방식

(1) 도수신장
① 치료사는 허용 가능한 관절 가동범위를 약간 지나는 외력을 적용
② 신장의 방향, 속력, 강도, 고정할 부위를 손으로 조절
③ 일반적으로 부드럽고 조절된 정적이고 점진적인 신장을 30~60초간 유지하는 것을 반복
④ 초기 단계에서 신장의 다양한 강도나 기간을 결정할 때, 최적의 고정 방법을 결정 때 사용
⑤ 수동신장 형태의 도수신장은 신장에 대한 신체 분절의 신경근 조절성이 결핍되었을 때 적용

(2) 자가신장
① 자가신장은 환자의 학습과 훈련에 의해 독립적으로 수행할 수 있는 신장 기법
② 자가신장은 치료사의 중재 결과로 얻어진 관절 가동범위를 유지하거나 증가하게 함.
③ 가정운동 프로그램의 구성 요소임.
④ 효과적인 신장을 위해 적절한 정렬을 유지하고 단축된 구조물을 신장시키면서 인접한 구조물의 과신장을 막도록 가르치는 것이 중요

(3) 기계적 신장
① 장비를 이용한 ROM 증진
② 가변성의 위치에 따라 지속적 부하를 제공하거나 부하에 따라 지속적 변위를 제공
③ 기계적 신장은 처음부터 끝까지 장기간에 걸쳐 매우 낮은 강도의 신장력을 적용
④ 커프웨이트 (cuff weight), 관절 능동시스템 (joint active system), 동적 스프린트 (dynamic splint) 등의 신장기구를 이용

7 신경근 억제와 근 연장

- 신장하기 전 그리고 신장하는 동안 근육이 신장 됨으로써 이완을 촉진시킴.
- 근육이 반사적으로 억세될 때는 근육의 수축성 구조의 연장에 대한 저항이 감소됨.

(1) 유지 - 이완기법 (HR)과 수축 - 이완 (CR)기법
① 제한된 범위의 근육 한계점 또는 한도 내에서 먼저 늘어나게 되어 환자에게 편안함.
② 타이트한 근육의 수의적 이완과 등척성 수축을 시도하여 제한된 범위의 근육이 연장되고, 새로운 범위에서 수동적으로 움직일 수 있음.
③ 골지힘줄기관으로부터의 억제성 때문에 자동 발생적 억제라고 함.
④ 등척성 수축 후 이완은 특정한 관절 동작을 제한을 극복하는 근에너지 기법에서 사용됨.

(2) 작용근 (주동근) 수축
① 환자는 범위가 제한된 근육에 반대하는 근육을 구심성으로 수축
② 팔다리의 동작은 환자에 의해 조절됨.
③ 수축은 매우 낮은 저항에 대항하거나 무저항에 능동적으로 수행
④ 대항근(길항근)의 상호 억제를 일으켜 단축된 근육은 보다 쉽게 늘어나 가동 범위를 증가시키게 됨.

4 주의사항

1 일반적 주의사항

(1) 정상적인 가동범위를 넘어서 관절에 무리한 힘을 가하지 않음.
(2) 새로 유합된 골절은 움직임이 일어나는 관절과 골절 부위 사이를 고정하여 보호해야 함.
(3) 질병과 장기 간의 침상안정, 노화 그리고 장기간의 스테로이드 사용으로 뼈엉성증(골다공증)이 의심되거나 뼈엉성증이 있는 환자에게는 특별히 주의 요함.
(4) 노인환자를 치료할 때는 노화와 관련된 유연성 변화를 알고 있어야 함.
(5) 장기간 고정되었던 근육 혹은 결합조직에는 과도한 신장을 피함.
(6) 손상과 근육통을 최소화하기 위해 신장운동의 1회 용량으로부터 점진적으로 진행시켜야 함.
   * 신장 후 24시간 이상 지속되는 관절통이나 근육통은 너무 큰 신장력을 의미함.
(7) 약한 근육, 특히 중력에 관계하는 신체 구조를 지지하는 근육에는 과신장을 피함.

단원정리문제

 단원정리문제 해설

01 감소된 제한성 또는 제한된 운동성을 뜻하는 용어는?

① 경직 ② 유연성 ③ 저가동성
④ 구축 ⑤ 강직

▶ 저가동성
- 감소된 가동성 혹은 제한된 운동성
- 석고, 붕대 또는 부목에 의한 고정
- 통증, 근육, 힘줄 등의 장애, 피부장애, 혈관장애, 염증 등
- 제한된 움직임은 가벼운 근단축에서 돌이킬 수 없는 구축이 될 수 있음.

02 중추신경계 병변과 연관되는 과긴장성의 결과로 구축의 상태가 계속되며, 신장에 과도한 저항이 일어나는 구축의 종류로 맞는 것은?

① 근정적 구축 ② 가성 근정적 구축
③ 관절 구축 ④ 섬유성 구축
⑤ 비가역성 구축

▶ 가성 근정적 구축
- 중추신경계 병변과 연관되는 과긴장성의 결과
- 경직과 강직 또한 손상된 가동성과 제한된 관절 가동범위를 일으킬 수 있음.
- 근육경축 또는 근방호, 통증 또한 가성 근정적 구축을 유발
- 구축의 상태가 계속되어 나타나며, 수동신장에 과도한 저항이 일어남.

03 신장에 대한 수축성 조직의 역학적 반응으로 맞지 않는 것은?

① 해부학적 구조와 생리학적 기능의 변화를 야기
② 영구적인 길이 증가 (가소성)를 유도하려면 장시간의 신장력이 필요
③ 신장력은 결합조직을 경유하여 근섬유에 전달
④ 단기간의 신장 후에 안정 시 길이로 돌아가려는 근육의 선향을 유연성이라 함.
⑤ 필라멘트가 활주하여 분리되고 근육원섬유마디가 늘어나게 됨.

▶ 신장에 대한 수축성 조직의 역학적 반응
- 신장은 근육의 수축성 단위(sarcomere)의 신장력은 결합조직을 경유하여 근섬유에 전달
- 초기의 늘어남이 결합조직에서 일어나 장력이 증가되고, 어느 지점을 지나면 필라멘트가 활주하여 분리되고, 근육원섬유마디 (근절)가 늘어나게 됨.
- 근육원섬유마디가 늘어나면 교차다리의 역학적 파괴가 일어나며, 신장력이 해제될 때 근육원섬유마디들은 안정 시 길이로 돌아옴.
- 단기간의 신장 후에 안정 시 길이로 돌아가려는 근육의 선향을 탄력성이라 함.
- 영구적인 길이 증가 (가소성)를 유도하려면 장시간의 신장력이 필요함.

정답 : 1.③ 2.② 3.④

04 근방추에 대한 설명으로 맞는 것은?

> 가. 추외근 섬유와 추내근 섬유로 구성
> 나. 작용근 수축-대항근 억제
> 다. 근육의 신장 속도와 길이 변화 감지
> 라. 작용근 억제-대항근 수축

① 가, 나, 다 ② 가, 다 ③ 나, 라
④ 라 ⑤ 가, 나, 다, 라

▶ 근방추
- 추외근 섬유와 나란히 배열된 미세구조의 추내근 섬유로 구성
- 신장에 의해 자극되어 근육의 신장 속도와 길이 변화를 감지
- 자극 시 자신의 추외근 섬유 (작용근)의 수축을 촉진하며, 대항근 (길항근)을 억제

05 단축된 물렁조직은 이완의 범위까지 늘어나고, 시간의 추가 동안 새로운 끝 범위 자세가 다시 지속되는 신장의 방법은?

① 주기적 신장 ② 정적 신장
③ 정적 점증적 신장 ④ 동적 신장
⑤ 동적 점증적 신장

▶ 정적 점증적 신장
- 단축된 물렁조직(연부조직)은 이완의 범위까지 늘어나고, 그 후 조직은 한층 더 늘어나고, 시간의 추가 동안 새로운 끝 범위 자세가 다시 지속됨.

06 스트레스-스트레인 곡선에 대한 설명으로 맞지 않는 것은?

① 네킹 (necking) : 조직의 완전한 파열
② 길이 증가 범위 (plastic range) : 탄성 한계에서 파열 지점을 넘어선 범위, 영구적 변형
③ 탄성 한계 (elastic limit) : 조직이 원래의 모양과 크기로 되돌아갈 수 없는 곳을 넘는 지점
④ 탄성 범위 : 조직이 관절 가동범위의 끝에 도달할 때, 부드러운 신장이 적용될 때 나타남.
⑤ 끝 영역 (toe region) : 많은 힘의 사용없이 상당한 변형이 일어날 수 있는 영역

▶ 스트레스-스트레인 곡선
- 끝 영역(toe region) : 많은 힘의 사용없이 상당한 변형이 일어날 수 있는 영역
- 탄성 범위 : 조직이 관절 가동범위의 끝에 도달할 때, 부드러운 신장이 적용될 때 나타남.
- 탄성 한계(elastic limit) : 조직이 원래의 모양과 크기로 되돌아갈 수 없는 곳을 넘는 지점
- 길이 증가 범위(plastic range) : 탄성 한계에서 파열 지점을 넘어선 범위, 영구적 변형
- 네킹(necking) : 조직에 상당한 약증이 있는 곳으로 빠르게 파손에 접근
- 파손(failure) : 조직의 완전한 파열

정답 : 4.⑤ 5.③ 6.①

07 스트레스-스트레인 반응에 영향을 미치는 요인으로 akwsms 것은?

가. 고정	나. 나이
다. 코티코스테로이드	라. 상해

① 가, 나, 다　　② 가, 다　　③ 나, 라
④ 라　　　　　　⑤ 가, 나, 다, 라

▶ 스트레스-스트레인 반응에 영향을 미치는 요인
- 고정의 영향
- 비활동성의 영향
- 나이의 영향
- 코티코스테로이드의 영향
- 상해의 영향

08 신장운동은 어느 범위까지 해야 하는가?

① 탄성 범위 시작점까지
② 가소성 범위까지
③ 탄성 한계 지점까지
④ 파손 지점까지
⑤ 탄성 범위 중간까지

▶ 가소성 범위
- 탄성 한계에서 파열 지점을 넘어선 범위
- 영구적 변형

09 탄력섬유에 대한 설명으로 맞지 않는 것은?

① 신장성 제공
② 비수축성 물렁조직
③ 힘줄과 인대의 섬유
④ 작은부하에서는 연장되나 큰부하에서 변형없이 파괴됨.
⑤ 탄력섬유가 많을수록 유연성이 큼.

▶ 탄력섬유
- 비수축성 물렁조직(연부조직)
- 신장성을 제공
- 작은부하에서는 연장되나 큰부하에서는 변형없이 파괴
- 많은 양의 탄력섬유를 가진 조직일수록 유연성이 큼.
 * 교원섬유 : 힘줄(건)과 인대의 섬유

정답 : 7_⑤ 8_② 9_③

10 느린 속도의 신장 방법에 대한 설명으로 맞는 것은?

> 가. 최적의 근이완 보장
> 나. 결합조직의 점탄성에 영향
> 다. 치료사가 조절하기 쉬움.
> 라. 신장반사 촉진 증가

① 가, 나, 다   ② 가, 다   ③ 나, 라
④ 라   ⑤ 가, 나, 다, 라

11 도수신장에 대한 설명으로 맞지 않는 것은?

① 초기 단계에서 신장의 다양한 강도나 기간을 결정할 때 사용
② 허용 가능한 관절 가동범위보다 약간 작게 외력을 적용
③ 수동신장 형태의 도수신장은 신장에 대한 신체 분절의 신경근 조절성이 결핍되었을 때 적용
④ 신장의 방향, 속력, 강도, 고정할 부위를 손으로 조절
⑤ 정적이고 점진적인 신장을 30~60초간 유지하는 것을 반복

12 환자가 능동적으로 제한된 근육에 반대하는 근육을 구심성으로 수축한 후 대항근 상호 억제에 의해 단축된 근육을 늘려 가동 범위를 증가시키는 기법으로 맞는 것은?

① 유지-이완기법   ② 수축-이완기법
③ 작용근 수축   ④ 대항근 수축
⑤ 정지-이완기법

단원정리 문제 해설

▶ **느리게 적용하는 신장**
- 제한된 조직에서 최적의 근이완을 보장하고 상해를 예방하기 위해선 신장의 속도가 느려야 함.
- 느리게 적용된 신장은 신장반사를 적게 촉진하고 신장되는 근육의 장력을 증가가 적게 나타남.
- 느린 속도의 신장은 치료사나 환자가 조절하기 쉽고 안전함.
- 저속신장은 결합조직의 점탄성에 영향을 줌.

▶ **도수신장**
- 치료사는 허용 가능한 관절 가동범위를 약간 지나는 외력을 적용
- 신장의 방향, 속력, 강도, 고정할 부위를 손으로 조절
- 일반적으로 부드럽고 조절된 정적이고 점진적인 신장을 30~60초간 유지하는 것을 반복
- 초기 단계에서 신장의 다양한 강도나 기간을 결정할 때, 최적의 고정 방법을 결정 때 사용
- 수동신장 형태의 도수신장은 신장에 대한 신체 분절의 신경근 조절성이 결핍되었을 때 적용

▶ **작용근 수축**
- 환자는 범위가 제한된 근육에 반대하는 근육을 구심성으로 수축
- 팔다리의 동작은 환자에 의해 조절됨.
- 수축은 매우 낮은 저항에 대항하거나 무저항에 능동적으로 수행
- 대항근의 상호 억제를 일으켜 단축된 근육은 보다 쉽게 늘어나 가동범위를 증가시키게 됨.

정답 : 10_①   11_②   12_③

13 신장운동의 주의사항으로 맞지 않는 것은?

① 손상과 근육통을 최소화하기 위해 점진적으로 진행한다.
② 정상적인 가동범위를 넘어서 강하게 신장한다.
③ 중력에 관계하는 신체 구조를 지지하는 근육에는 과신장을 피한다.
④ 새로 유합된 골절은 움직임이 일어나는 관절과 골절 부위 사이를 고정한다.
⑤ 노인환자를 치료할 때는 노화와 관련된 유연성 변화를 알고 있어야 한다.

▶ 일반적 주의사항
- 정상적인 가동범위를 넘어서 관절에 무리한 힘을 가하지 않음.
- 장기간 고정되었던 근육 혹은 결합조직에는 과도한 신장을 피함.
- 약한 근육, 특히 중력에 관계하는 신체 구조를 지지하는 근육에는 과신장을 피함.

정답 : 13_②

Chapter 6
관절 가동기법

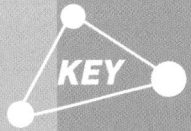

- 관절 가동기법은 정형 도수치료의 기법으로 관절의 역학적 변화로 일어나는 관절 가동 범위의 제한과 같은 관절의 기능장애를 치료하고, 통증을 조절하는 목적으로 적용되는 치료기법입니다.
- 관절 가동기법은 적용되는 범위가 다양한데요, 약한 강도의 관절 가동기법은 경우에 따라서 검사목적으로 이용되기도 합니다.
- 관절 가동기법을 공부하기 위해서는 관절면의 모양과 그에 따르는 볼록-오목법칙(convex-concave rule)에 대한 이해가 필수적입니다. 그렇기 때문에 관절 가동기법 챕터를 공부하면서 각 관절면의 해부학적 특징을 다시 공부하는 것도 이번 챕터를 공부하는데 도움이 될 것입니다.
- 이번 챕터에서는 관절가동술(joint mobilization)과 밀어넣기(thrust) 기법을 이용하는 도수교정(manipulation)의 특징과 차이점을 잘 이해하고, 등급화된 진동기법과 지속적인 병진관절 놀기기법의 등급에 따른 적용방법과 효과에 대한 이해가 특히 중요합니다.

꼭! 알 아 두 기

1. 관절가동술과 도수교정의 장·단점과 차이점
2. MWM의 정의와 특징
3. 관절 가동기법의 적응증과 금기증
4. 등급회된 진동기법의 등급별 적용방법과 적용목적
5. 지속적인 병진관절 놀기기법의 등급별 적용방법과 적용목적

CHAPTER 06 관절 가동기법

1 관절 가동기법의 용어

1 관절가동술 (mobilization)과 도수교정 (manipulation)
- 수동적이고 숙련성을 요구하는 정형도수 치료기법
- 관절과 관절 주위의 물렁조직에 적용
- 치료 목적에 따라 생리적 운동이나 종속운동을 이용하여 다양한 속도와 진폭으로 적용
- 관절가동술과 도수교정의 차이점

구분	관절가동술 (mobilization)	도수교정 (manipulation)
기술	• 관절 범위 내에서의 부드러운 진동기법	• 관절 범위 끝에서 빠른 속도의 밀어넣기 (thrust) 기법
장점	• 진단이 확실하지 않은 경우에도 비교적 안전함 • 다양한 치료 기술	• 빠른 반응 • 적은 치료 횟수
단점	• 느린 반응 • 많은 치료 횟수	• 높은 수준의 기술 요구 • 진단이 정확할 때 적용 • 척추 문제의 악화 가능성

(1) 자가가동술
- 관절 견인이나 활주를 이용해 관절주머니에 직접 신장을 가하는 자가 신장기법

(2) MWM (mobilization with movement)
① 치료사에 의해 적용되는 종속운동 가동술과 환자의 능동·생리적 운동이 결합된 도수치료기법
② 끝지점에서 이루어지는 수동과 압박이나 신장은 통증없이 이루어져야 함.
③ 운동은 언제나 통증이 없는 방향으로 적용되어야 함.

(3) 종속운동

구성운동 (component motion)	관절 놀기 (joint play)
• 능동운동을 동반하지만 수의적 조절이 불가 　예 어깨관절 굽힘 시 나타나는 어깨뼈 (견갑골)의 위돌림	• 관절면 사이에서 일어나는 운동과 관절주머니 (관절낭)의 확장성을 의미 　예 신연 (distraction), 활주 (glidie), 압박 (compression), 구르기 (roll), 돌림 (회전; spin)

(4) 순간 밀기(thrust)
  ① 환자가 운동을 멈출 수 없을 만큼 빠른 속도의 작은 진폭으로 이루어지는 운동
  ② 관절 가동범위의 병리적 끝지점에서 수행되며, 관절의 위치를 변화시키거나 유착을 끊거나 관절수용기를 자극할 목적으로 수행됨.

2 적응증과 금기증

1 적응증
(1) 통증, 근방어, 근경련
  ① 신경·생리학적 효과 : 유해 자극의 전달을 억제할 수 있는 기계적 수용기를 자극
  ② 역학적 효과 : 관절물렁뼈에 영양 공급을 하는 윤활 이동을 촉진, 영양분의 교환 및 부종 예방에 도움을 줌.
(2) 가역적 관절 저가동성
  - 관절주머니와 인대의 결합조직을 신장
(3) 위치 이탈/아탈구
  - 뼈의 재정렬을 얻기 위해 환자가 능동적인 관절 가동범위를 움직이면서 MWM을 적용
(4) 점진적 제한
  - 관절놀기기법을 적용하여 움직임을 점진적으로 제한하는 질환을 치료
(5) 기능적 고정
  - 관절놀기를 유지하고, 비신장성 활주기법이나 신연기법을 통해 관절을 치료

2 금기증
(1) 과가동성
  ① 괴사될 위험이 있는 인대나 관절주머니에는 신장기법을 적용하지 않음.
  ② 통증이 있는 과가동성 관절의 경우 가동 범위 내에서 행해지는 관절놀기기법을 적용
(2) 관절삼출물
  ① 부종이 있는 경우 관절가동술이나 신장기법을 적용하지 않음.
  ② 부드러운 진동운동은 관절주머니를 신장하지 않은 채 통증의 전달을 막을 수 있음.
(3) 염증
  ① 염증 상태에서 신장 적용 시 통증과 근방어가 증가하고, 심한 조직 손상의 가능성이 있음.
  ② 부드러운 진동운동이나 신연은 통증 반응을 일시적으로 억제할 수 있음.
(4) 기타
  ① 악성 종양
  ② X선 상으로 확인되는 뼈 질환
  ③ 아직 치유되지 않은 골절

④ 과도한 통증
⑤ 관련된 관절들의 과가동성
⑥ 관절 전치환술
⑦ 코티코스테로이드와 같은 약물을 복용하는 환자
⑧ 결합조직을 약화시키는 류마티스성 관절염과 같은 체계성 결합조직 질환
⑨ 약화된 결합조직과 혈액 순환이 좋지 못한 고령층 환자

3 한계점
(1) 류마티스성 관절염을 근본적으로 치료하거나 손상의 염증 단계를 감소시킬 수 없음.
(2) 적절한 평가없이 적용된 관절가동술은 관절 손상이나 과가동성을 초래할 수 있음.

3 적용 절차

1 검사와 평가
(1) 어떤 조직이 기능 제한과 병태 상태에 영향을 주는지를 검사
(2) 조직의 제한이 느껴지기 전에 통증이 발생한다면 부드러운 기법을 사용
(3) 조직의 제한과 동시에 통증이 발생한다면 부드러운 신장기법을 주의 깊게 적용
(4) 조직의 제한이 느껴진 후 통증이 발생한다면 타이트한 관절주머니나 관절 주위 조직을 신장
(5) 관절주머니 패턴으로 PROM의 제한, firm end feel, 관절놀기의 감소는 관절가동술에 의해 좋아질 수 있음.
(6) 인내에 스트레스를 가했을 때 관절놀기가 감소하고, 통증이 발생한다면 특정한 방향의 관절가동술에 의해 좋아질 수 있음.
(7) 탈구 또는 아탈구의 경우는 순간밀기(thrust)에 의해 좋아질 수 있음.

2 운동 등급
(1) 등급화 된 진동기법

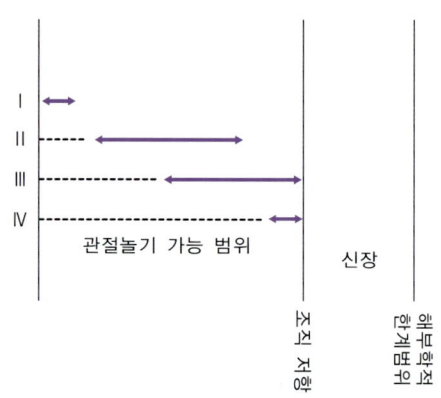

① 등급 Ⅰ : 작은 진폭의 율동적 진동기법으로 가동범위의 시작 지점에서 수행
② 등급 Ⅱ : 큰 진폭의 율동적인 진동기법으로 한계점까지 가지 않은 가동범위의 중간범위까지 수행
③ 등급 Ⅲ : 큰 진폭의 율동적인 진동기법으로 가동범위의 한계까지 이르도록 수행하며, 조직 저항에 스트레스를 가함.
④ 등급 Ⅳ : 작은 진폭의 율동적인 진동기법으로 가동범위의 한계까지 이르도록 수행하며, 조직저항에 스트레스를 가함.
⑤ 등급 Ⅴ : 작은진폭과 빠른 속도의 순간 밀기기법으로 가동범위 한계 지점에서 수행되며, 유착을 깨뜨리기 위해 사용

　　＊등급Ⅰ, 등급Ⅱ는 주로 통증에 의해 제한된 관절을 치료하는데 적용, 윤활 이동을 촉진시켜 물렁뼈에 영양분을 공급
　　＊등급Ⅲ, 등급Ⅳ는 주로 스트레칭 기법으로 적용

(2) 지속적인 병진관절 놀기기법

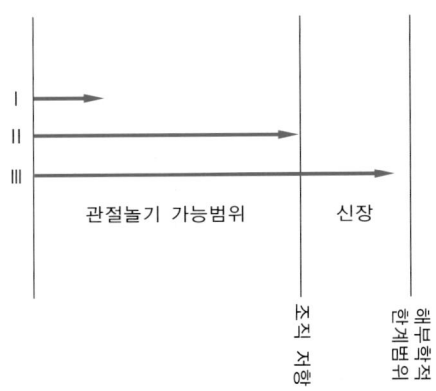

① 등급 Ⅰ : 작은진폭의 신연으로 관절주머니에 스트레스를 주지 않고 적용
② 등급 Ⅱ : 관절 주위 조직을 충분히 타이트하게 만들 수 있을 정도의 신연과 활주
③ 등급 Ⅲ : 관절주머니와 관절 주위 조직을 충분히 신장시킬 수 있을 정도의 큰 진폭을 가진 신연과 활주

　　＊등급Ⅰ의 신연은 모든 활주운동과 함께 일어나며, 통증을 감소하는데 이용
　　＊관절이 얼마나 민감한지를 알아보기 위해 치료 초기에 적용
　　＊통증 억제를 위해 부드러운 등급Ⅱ의 신연을 간헐적으로 적용
　　＊ROM의 제한이 있을 때 관절놀기 유지를 위해 등급Ⅱ의 신연을 간헐적으로 적용
　　＊등급Ⅲ의 신연이나 활주는 관절 구조물을 신장시키기 위해 사용, 관절놀기를 증가

(3) 등급화 된 진동기법과 지속적인 병진관절 놀기기법의 비교
　- 등급 Ⅰ과 등급 Ⅱ는 낮은 강도로 적용하며, 관절주머니나 주위 조직에 신장력을 가하지 않음.
　- 등급 Ⅲ과 Ⅳ의 진동기법과 등급 Ⅲ의 지속적인 관절 놀기기법은 비슷한 강도로 이루어짐.

3 위치와 고정

(1) 신체가 이완되는 자세로 환자를 위치시킴.
(2) 관절가동술을 적용하기 전에 억제기법을 사용하여 근육을 이완
(3) 관절놀기의 검사와 첫 번째 치료는 관절주머니가 가장 느슨한 이완 자세에서 실시
   *통증이 가장 없는 위치에서 수행되기도 함.
(4) 견고하고 편안하게 하나의 관절(주로 가까운쪽 뼈)을 고정
   *벨트, 치료사의 손, 또는 보조자의 도움으로 고정
(5) 적절한 고정은 관절이나 주위 조직의 원하지 않는 스트레스를 방지하고 신장을 보다 효율적이고 국소적으로 적용할 수 있게 함.

4 힘과 운동 방향

(1) 부드럽거나 강한 치료의 힘은 가능한 상대관절면 가까이에 적용
(2) 치료하는 동안 운동의 방향은 치료면과 평행하거나 수직하게 적용
(3) 관절 견인기법은 치료면과 수직하게 적용되고, 관절면이 분리되도록 뼈 전체를 움직임.
(4) 활주기법은 치료면과 평행하게 적용
   *활주는 볼록-오목 법칙에 따라 적용
   예 볼록한 관절면의 뼈가 움직이면 활주는 뼈 움직임의 반대 방향으로 일어남.

5 치료의 시작과 진전

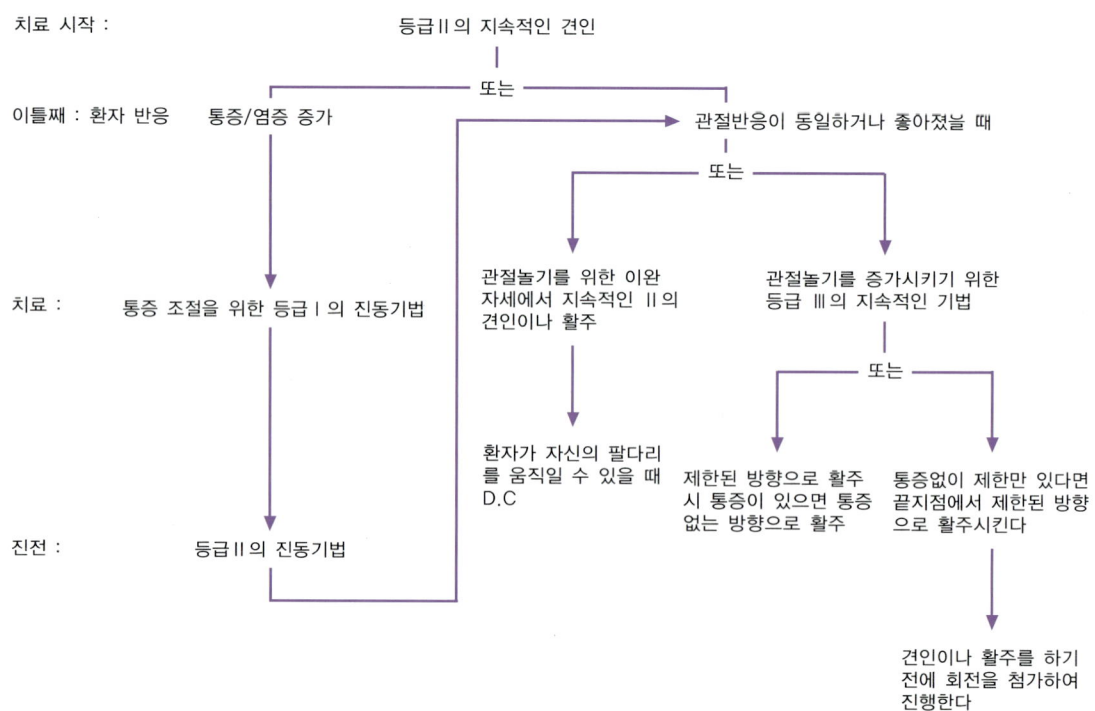

(1) 통증의 감소 혹은 관절놀기 증가 모두 초기 치료는 동일하게 적용, 치료의 목적은 치료를 시작하기 전에 관절의 반응을 알아내는 것임. 환자는 이완 자세를 취하게 하고 등급 II의 지속적인 신연을 관절면에 적용
(2) 치료 다음날 환자의 관절반응을 평가하거나 환자로부터 이야기를 들음. 만약 통증이 증가하거나 예민해지면 운동의 진폭을 등급 I 로 낮춤. 만약 관절반응이 똑같거나 좋아졌다면 같은 등급을 적용 (목적이 관절놀기를 유지시키는 것이라면)하거나 등급 III의 지속적인 견인이나 활주를 적용 (목적이 관절놀기를 증가시키는 것이라면)
(3) 신장기법을 진전하기 위해서는 **뼈**를 ROM의 끝까지 움직인 후 등급 III의 지속적인 신연이나 활주기법을 적용

6 운동의 속도, 리듬, 기간

(1) 진동운동
① 등급 I 과 IV는 대개 도수진동처럼 빠르게 진동이 일어남.
② 등급 II와 III은 1~2분 동안 1초당 2~3회로 부드럽고 일정하게 이루어지는 진동
③ 다른 효과를 위해 진동 속도를 바꿈.
   * 통증을 억제하기 위해 작은 진폭의 빠른 속도 진동을 적용
   * 근방어를 이완하기 위한 느린 속도의 진동을 적용

(2) 지속적인 운동
① 통증이 있는 관절에 7~10초 동안의 간헐적인 신연을 적용하고, 몇 초간의 휴식을 취하는 방법을 여러번 적용, 환자의 반응을 살피며 계속 적용할 것인지 아니면 중단할 것인지를 결정
② 관절 제한을 위해 최소 6초 이상 신장력을 적용한 후 부분적 이완이 나타나면 3~4초 간격을 두고 간헐적인 신장을 반복

7 환자의 반응

(1) 신장기법은 대개 근육통을 유발함.
(2) 근육통을 감소시키고 신장기법 사이에 조직 치유가 일어날 수 있도록 신장기법을 격일로 수행
(3) 환자는 새로 얻어진 범위까지 관절 가동범위운동을 수행
(4) 24시간 이후 통증이 증가되었다면 치료강도가 과도한 것을 의미
(5) 치료 후에 환자의 관절과 ROM을 재평가하고 다음 치료를 하기 전에 다시 평가

단원정리문제

01 관절가동술의 특징으로 맞는 것을 모두 고르면?

> 가. 적은 치료 횟수로 치료 효과를 얻을 수 있다.
> 나. 관절 범위 끝에서 적용되는 밀어넣기(thrust) 기법이다.
> 다. 높은 수준의 기술이 필요하다.
> 라. 진단이 확실하지 않은 경우에도 비교적 안전하다.

① 가, 나, 다   ② 가, 다   ③ 나, 라
④ 라   ⑤ 가, 나, 다, 라

▶ 아래 표 참조하기

구분	관절가동술 (mobilization)	도수교정 (manipulation)
기술	· 관절 범위 내에서의 부드러운 진동 기법	· 관절 범위 끝에서 빠른 속도의 밀어넣기(thrust) 기법
장점	· 진단이 확실하지 않은 경우에도 비교적 안전함 · 다양한 치료 기술	· 빠른 반응 · 적은 치료 횟수
단점	· 느린 반응 · 많은 치료 횟수	· 높은 수준의 기술 요구 · 진단이 정확할 때 적용 · 척추 문제의 악화 가능성

02 치료사에 의해 적용되는 종속운동과 환자의 능동 생리적 운동이 결합된 도수치료기법은?

① 관절가동술   ② 도수교정
③ MWM   ④ 능동 보조관절 가동운동
⑤ thrust

▶ Mobilization With Movement(MWM)
- 치료사에 의해 적용되는 종속운동 가동술과 환자의 능동 생리적 운동이 결합된 도수치료기법
- 끝지점에서 이루어지는 수동과 압박이나 신장은 통증없이 이루어져야 함.
- 운동은 언제나 통증이 없는 방향으로 적용되어야 함.

정답 : 1_④ 2_③

03 관절가동술의 적응증으로 맞지 않는 것은?

① 통증　　　② 근방어　　　③ 기능적 고정
④ 관절 전치환술　　⑤ 점진적 제한

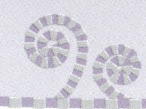 **단원정리 문제 해설**

▶ 관절가동술의 적응증
- 통증, 근방어, 근경련
- 가역적 관절 저가동성
- 위치 이탈/아탈구
- 점진적 제한
- 기능적 고정

04 관절가동술의 금기증으로 맞는 것을 모두 고르면?

가. 과가동성	나. 염증
다. 치유되지 않은 골절	라. 관절삼출물

① 가, 나, 다　　② 가, 다　　③ 나, 라
④ 라　　⑤ 가, 나, 다, 라

▶ 관절가동술의 금기증
- 과가동성, 관절삼출물, 염증, 악성 종양
- 아직 치유되지 않은 골절
- 과도한 통증
- 관련된 관절들의 과가동성
- 관절 전치환술
- 코티코스테로이드와 같은 약물을 복용하는 환자
- 결합조직을 약화시키는 류마티스성 관절염과 같은 체계성 결합조직 질환
- 약화된 결합조직과 혈액 순환이 좋지 못한 고령층 환자

05 관절가동술의 효과에 대한 설명으로 맞지 않는 것은?

① 관절의 영양 공급과 부종 예방
② 관절주머니와 인대의 결합조직을 신장
③ 통증을 떨어뜨리고 관절 가동범위를 늘림.
④ 류마티스 관절염의 진행을 억제
⑤ 뼈나 관절의 비정상적인 위치를 바로 잡아줌.

▶ 관절가동술의 한계점
- 류마티스성 관절염을 근본적으로 치료하거나 손상의 염증 단계를 감소시킬 수 없음.
- 적절한 평가 없이 적용된 관절가동술은 관절 손상이나 과가동성을 초래할 수 있음.

정답 : 3_④　4_⑤　5_④

06 등급화 된 진동기법에서 통증에 의해 제한된 관절을 치료하는데 적용되는 기법을 모두 고르면?

> 가. 등급 V　　　나. 등급 Ⅳ
> 다. 등급 Ⅲ　　　라. 등급 Ⅱ

① 가, 나, 다　　② 가, 다　　③ 나, 라
④ 라　　　　　⑤ 가, 나, 다, 라

▶ 등급화 된 진동기법의 적용
- 등급 Ⅰ, 등급 Ⅱ는 주로 통증에 의해 제한된 관절을 치료하는데 적용, 윤활 이동을 촉진시켜 물렁뼈(연골)에 영양분을 공급
- 등급 Ⅲ, 등급 Ⅳ는 주로 신장기법으로 적용

07 빠른 속도의 순간 밀기기법으로 유착을 깨뜨리기 위해 사용되는 등급화 된 진동기법은?

① 등급 Ⅰ　　② 등급 Ⅱ　　③ 등급 Ⅲ
④ 등급 Ⅳ　　⑤ 등급 V

▶ 등급화된 진동기법(등급 V)
- 작은 진폭과 빠른 속도의 순간 밀기기법으로 가동범위 제한 지점에서 수행되며, 유착을 깨뜨리기 위해 사용

08 등급 Ⅰ에 해당하는 지속적인 병진 관절 놀기기법에 대한 설명으로 맞는 것을 모두 고르면?

> 가. 관절주머니에 스트레스를 주지 않을 정도의 작은 진폭으로 적용
> 나. 관절의 민감도를 알아보기 위해 초기 치료에 적용하는 등급
> 다. 활주운동과 함께 일어나며, 통증을 감소하는데 이용
> 라. 원래 조직의 길이만큼 충분히 당김.

① 가, 나, 다　　② 가, 다　　③ 나, 라
④ 라　　　　　⑤ 가, 나, 다, 라

▶ 지속적인 병진 관절 놀기기법
- 등급 Ⅰ : 작은 진폭의 신연으로 관절주머니에 스트레스를 주지 않고 적용
- 등급 Ⅱ : 관절 주위조직을 충분히 타이트하게 만들 수 있을 정도의 신연과 활주
- 등급 Ⅲ : 관절주머니과 관절 주위 조직을 충분히 신장시킬 수 있을 정도의 큰 진폭을 가진 신연과 활주
• 등급 Ⅰ의 신연은 모든 활주 운동과 함께 일어나며, 통증을 감소하는데 이용
• 관절이 얼마나 민감한지를 알아보기 위해 등급 Ⅱ의 신연을 치료 초기에 적용

정답 : 6_④　7_⑤　8_②

09 진동기법의 적용 속도와 리듬에 대한 설명으로 맞지 않는 것은?

① 진동 속도는 항상 일정하게 적용
② 등급 I 과 IV는 빠른 진동을 적용
③ 등급 II와 III은 진동을 부드럽고 일정하게 적용
④ 통증 억제를 위해 작은 진폭의 진동을 적용
⑤ 근방어 이완을 위해 느린 속도의 진동을 적용

▶ 진동 운동의 속도와 리듬
- 등급 I 과 IV는 대개 도수 진동처럼 빠르기 진동이 일어남.
- 등급 II와 III은 1~2분 동안 1초당 2~3회로 부드럽고 일정하게 이루어지는 진동
- 다른 효과를 위해 진동 속도를 바꿈.
※ 통증을 억제하기 위해 작은 진폭의 빠른 속도 진동을 적용
※ 근방어를 이완하기 위한 느린 속도의 진동을 적용

10 등급 II의 지속적인 신연을 적용한 환자의 통증이 감소했다면 다음 날 신장기법을 진전하기 위해 그 환자에게 적용할 수 있는 치료 등급에 대한 설명으로 맞는 것은?

① 운동의 진폭을 등급 I로 낮춤.
② 관절놀기를 증가시키기 위해 등급 II를 적용
③ 관절놀기를 유지하기 위해 등급 III을 적용
④ ROM 끝 범위에서 등급 III의 지속적 신연을 적용
⑤ 관절의 반응을 알아보기 위해 등급 II의 지속적인 신연을 적용

▶ 치료의 시작과 진전
- 통증의 감소 혹은 관절놀기 증가 모두 초기 치료는 동일하게 적용, 치료의 목적은 치료를 시작하기 전에 관절의 반응을 알아내는 것임. 환자는 이완 자세를 취하게 하고 등급 II의 지속적인 신연을 관절면에 적용
- 치료 다음 날 환자의 관절반응을 평가하거나 환자로부터 이야기를 들음. 만약 통증이 증가하거나 예민해 지면 운동의 진폭을 등급 I로 낮춤. 만약 관절반응이 똑같거나 좋아졌다면 같은 등급을 적용 (목적이 관절놀기를 유지시키는 것이라면)하거나 등급 III의 지속적인 견인이나 활주를 적용 (목적이 관절놀기를 증가시키는 것이라면)
- 신장기법을 진전하기 위해서는 뼈를 ROM의 끝까지 움직인 후 등급 III의 지속적인 신연이나 활주기법을 적용

정답 : 9_① 10_④

MEMO

Chapter 7

물렁조직과 뼈의 병변

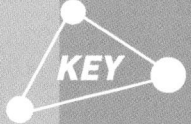

- 근골격계의 문제를 해결하는데 있어서 치료적 운동의 적용은 손상된 구조물을 확인하는 것에서 시작합니다. 손상된 구조물에 대한 확인을 바탕으로 손상으로 인한 해부학적 구조의 비정상이 일으키는 기능제한이나 장애를 판단하게 됩니다.

- 이번 챕터에서는 물렁조직 병변의 종류와 병변으로 인한 임상적 상태, 그리고 조직손상의 등급에 대한 공부를 하고 물렁조직 손상의 회복 과정에서 나타나는 염증기와 염증기의 단계별 특징, 치료법에 대한 공부를 할 것입니다.

- 이 챕터의 마지막 부분은 뼈관절염(골관절염)과 류마티스 관절염에 대한 내용으로 이루어져 있습니다. 여기서는 뼈관절염과 류마티스 관절염의 차이점을 아는 것이 중요하며, 류마티스 관절염의 경우 활동기와 만성기를 구분하여 내용을 이해하는 것이 중요합니다.

꼭! 알아두기

1. 물렁조직 병변의 종류
2. 반사적 근방어의 정의
3. 등급에 따른 물렁조직 손상의 분류
4. 염증기의 단계별 관리방법
5. 류마티스 관절염의 특징
6. 류마티스 관절염의 활동기와 만성기 관리
7. 뼈관절염의 특징과 관리법

CHAPTER 07 물렁조직과 뼈의 병변

1 물렁조직 병변

1 물렁조직 병변의 종류

(1) 좌상 (strain)
   ① 물렁조직의 과신장, 과노력 혹은 과사용으로 발생
   ② 염좌보다는 심하지 않은 상태
   ③ 가벼운 외상이나 익숙하지 않은 작은 외상의 반복으로 발생
   ④ 특히 근 - 힘줄 단위의 열상을 나타내는 용어로 자주 사용

(2) 염좌 (sprain)
   ① 관절주머니, 인대, 힘줄 혹은 근육과 같은 물렁조직의 심한 스트레스, 신장, 혹은 열상
   ② 염좌는 특히 인대의 손상으로 자주 언급되며, 1도 (경한 정도), 2도 (중등도), 3도 (심한 정도)로 분류

(3) 아탈구 (subluxation)
   ① 불완전 혹은 부분탈구
   ② 종종 물렁조직에 이차적인 외상을 일으킴.

(4) 탈구 (dislocation)
   ① 관절을 이루는 뼈구조물들의 이탈
   ② 물렁조직의 손상, 염증, 통증 및 근경련을 유발

(5) 파열 또는 열상 (rupture or tear)
   ① 부분 파열 시 근육이 신장 또는 수축될 때 통증이 발생
   ② 완전 파열 시 근육이 손상 부위를 당기지 못해 통증이 발생하지 않음.

(6) 힘줄조직 병변 (tendinous lesion)
   ① 힘줄활막염은 힘줄을 덮고 있는 활막의 염증
   ② 힘줄염은 힘줄의 염증으로 반흔이나 칼슘 침착을 일으킬 수 있음.
   ③ 섬유힘줄집염(건초염)은 섬유힘줄집(건초)이 두꺼워지는 염증
   ④ 힘줄 병리는 반복적인 미세 손상으로 힘줄이 퇴행하는 현상

(7) 활막염 (synovitis)
   - 활막의 염증으로 외상 혹은 질병으로 관절이나 섬유힘줄집 내의 윤활이 과다하게 증가

(8) 관절혈증 (hemarthrosis)
- 심한 외상으로 관절 안에 출혈이 일어남.

(9) 결절종 (ganglia)
① 관절주머니나 섬유힘줄집이 부풀어 오름.
② 결절종은 외상으로도 일어나고, 류마티스 관절염에 의해서 나타남.

(10) 점액낭염 (bursitis)
- 점액낭의 염증

(11) 타박상 (contusion)
- 직접적인 타격으로 모세혈관 파열, 출혈, 부종과 염증 반응이 일어남.

(12) 과사용증후군 (overuse syndrome)
- 최대하 부하나 마찰이 반복적으로 근육이나 힘줄에 가해져 염증과 통증을 일으킴.

2 외상이나 병리로 인한 임상적 상태

(1) 기능장애 (dysfunction)
① 조직이나 영역의 정상 기능의 소실
② 물렁조직의 적응성 단축, 유착 및 근약증에 의해 발생하고, 정상 가동성의 소실을 일으키는 문제에 의해 발생하기도 함.

(2) 관절 기능장애 (joint dysfunction)
① 활막관절의 정상적인 관절놀기가 소실
② 기능 소실과 통증을 유발
③ 관절 기능장애를 촉진시키는 요소로 외상, 염증, 무용, 노화, 심각한 병리적 상태가 있음.

(3) 구축 (contracture)
- 피부, 근막, 근육 및 관절주머니의 적응적 단축이나 경직으로 정상 가동성이나 유연성이 제한

(4) 유착 (adhesion)
① 고정, 외상 후 혹은 수술의 합병증으로 발생하는 콜라겐의 비정상적인 유착
② 손상된 구조물의 정상적인 탄력성과 활주를 제한

(5) 반사적 근방어 (reflex muscle guarding)
① 통증 자극의 반응으로 근육이 지속적으로 수축
② 통증을 일으키는 일차적 병변은 근처 조직의 손상 혹은 연관통일 수 있음.
③ 원인이 연관통이 아니라면 수축하는 근육이 손상 조직을 움직이지 못하도록 기능적으로 지지
④ 통증 자극이 사라지면 근방어도 사라짐.

(6) 내인성 근경련 (intrinsic muscle spasm)
① 근육이 지속적인 수축 상태에 있을 때 일어나는 국소 순환과 대사 변화에 반응하는 장기간의 근수축
② 통증은 변형된 순환과 대사 환경의 결과로 일어나기 때문에 근방어를 일으킨 일차적 병변에 관계없이 영구적으로 근수축이 일어남.

③ 경련은 바이러스 감염, 냉, 장기간의 고정, 정서적 긴장, 근육의 직접적 외상 등에 의한 근육의 반응

(7) 근약증 (muscle weakness)
    ① 근수축력의 감소
    ② 중추신경계, 말초신경계, 근신경 연접부의 체계적, 화학적, 국소적 병변으로 발생
    ③ 근육의 직접적인 손상이나 단순한 비활동에 의해서도 나타남.

3 조직 손상의 등급

(1) 1도 (1등급)
    ① 손상을 받을 때나 손상 후 처음 24시간 내에 경미한 통증이 일어남.
    ② 손상된 조직에 스트레스가 가해지면 경한 부종, 국소 압통, 통증이 발생

(2) 2도 (2등급)
    ① 활동을 중단시킬 만큼의 중등도 통증이 발생
    ② 조직에 스트레스를 가하거나 촉지를 하면 통증이 크게 증가

(3) 3도 (3등급)
    ① 조직의 완벽한 단열로 심한 통증이 발생하지 않음.
    ② 촉진을 통해 조직 손상을 알 수 있음.
    ③ 찢어진 인대는 관절의 불안정성을 초래

2 염증의 관리

1 급성기

(1) 조직의 반응 : 염증
    ① 조직 내의 세포반응, 혈관 반응과 화학 반응이 일어남.
    ② 염증의 징후로 부종, 발적, 발열, 통증, 기능 소실이 생김.
    ③ 물렁조직의 손상 후 첫 48시간 동안 혈관 변화가 뚜렷하게 나타남.
    ④ 혈관 변화 기간 동안 화학물질의 중화, 식균작용, 섬유아세포의 조기 활동 등이 나타남.
    ⑤ 손상이 영구적이지 않다면 4~6일간 지속

(2) 염증 관리 : 보호
    ① 환자 교육
        - 예상되는 회복 시간과 급성기 동안의 기능 수준, 주의사항과 금기증을 알려줌.
    ② 손상조직의 보호
        a. 근골격계 통증을 최소화하고 치유를 촉진하기 위해 손상 후 24~48시간 동안 손상부 보호
        b. 보호는 안정, 냉, 압박, 거상을 통해 이루어짐.
        c. 부드러운 등급 I의 관절 진동기법과 같은 도수치료를 적용하여 통증과 부종을 조절

③ 비가동의 역효과 예방
  a. 고정은 주위 조직의 유착, 결합조직의 약화, 관절물렁뼈의 변형을 초래
  b. 비정상적인 섬유성 유착을 예방하기 위한 수동운동 적용
  c. 운동의 강도는 섬유이탈이 발생하지 않도록 충분히 부드럽게 적용
  d. 손상받지 않은 조직의 완전성 유지와 순환 유지를 위한 주변 부위의 능동운동 실시

④ 특별한 중재와 용량
  a. 통증 한계 내의 PROM은 가동성 유지와 관절 내 영양 공급에 중요한 기능
  b. 등급 I과 II의 신연기법과 활주기법은 관절 내 유체 역학의 향상에 유익함.
  c. 낮은 강도의 등척성 기법은 근육의 펌핑작용으로 순환 증진
  d. 체액의 이동 증진, 유착 방지, 가동성 유지 등의 목적으로 마사지 실시

마사지
- 경찰법(effleurage) : 치료의 초기에 적용, 근육의 수동 신장을 위해 적용
- 유날법(petrissage) : 심부근육의 마사지, 근육 내 노폐물의 제거와 정맥혈 환원을 보조, 유착조직 제거 목적으로 적용
- 마찰법(friction) : 유착을 예방하거나 유착된 조직의 치유를 위해 적용
- 경타법(tapotement) : 마비성 환자의 근수축 증진을 위해 적용
- 진동법(vibration) : 진정 효과를 얻기 위해 율동적인 진동을 적용

2 아급성기

(1) 조직반응 : 회복과 치유
  ① 10~17일까지 지속
  ② 콜라겐의 합성과 침전을 특징으로 함.
  ③ 유해한 자극이 사라지고 모세혈관의 성장이 일어남.
  ④ 근육과 피부의 상처 폐쇄는 5~8일이 걸림.
  ⑤ 힘줄과 인대의 상처 회복은 3~5주 정도 걸림.
  ⑥ 미성숙한 결합조직은 얇고 조직화되지 못해 과도한 스트레스에 파열될 수 있음.

(2) 염증 관리 : 운동 통제기
  ① 환자교육
    - 치유에 소요되는 시간과 현재의 단계에서 예상되는 수준에 대한 환자 교육
  ② 능동운동의 시작
    a. 다각도의 최대하 등척성 운동 실시
    b. 통증이 없는 범위 내에서의 AROM을 실시
    c. 근지구력의 향상
    d. 보호적인 닫힌 사슬운동 적용
  ③ 신장운동의 시작과 진행

a. 치료기구나 능동운동을 통한 조직 온도의 상승
b. 정지 이완기법 적용을 통한 근육의 이완
c. 등급 Ⅲ의 지속적 신연 또는 Ⅲ, Ⅵ의 진동기법을 통한 관절놀기와 가동성의 회복
d. 신장기법을 통한 가동범위의 증진
e. 가로 마찰 마사지를 통한 조직의 가동성 증진

3 만성기

(1) **조직반응 : 성숙과 리모델링**
① 손상 후 14~21일간
② 교원질 섬유가 미세섬유와 반흔조직 성숙으로 형성됨으로서 결합조직의 성숙이 일어남.
③ 반흔은 근섬유아세포의 활성으로 줄어듦.

(2) **염증 관리 : 기능 회복기**
① 환자교육
 a. 운동의 진전과 자가 신장기법에 대한 교육
 b. 여가 활동, 스포츠 활동 등으로 안전하게 회복될 수 있는 지침을 설정
② 운동 진행을 위한 고려사항
 a. 관절놀기의 감소 시 근력 증가를 위한 다각도 등척성 운동을 실시
 b. 관절놀기가 회복되면 범위 내에서의 저항성 동적운동을 실시
③ 신장
 - 수동신장, 관절가동술, 근막 마사지, 신경근 억제 등을 통한 손상조직에 국한된 신장 실시
④ 근수행력 발달
 a. 단일 방향, 단순한 운동에서 복잡한 패턴과 여러 방향의 운동으로 진행
 b. 체간 안정화, 자세 조절 및 균형 운동을 실시
⑤ 높은 수준으로의 회복
 a. 플라이오메트릭 훈련 실시
 b. 운동의 반복 횟수와 속도를 점차 증가시켜 나감.

4 만성 염증

(1) **특성**
① 과도한 긴장 또는 자극이 반흔조직의 발달과 재건에 적용되면 염증 과정은 낮은 강도로 계속됨.
② 근섬유아세포 활성은 계속되고 동작은 점차적인 제한을 일으킴.

(2) **임상적 증상**
① 활동 후 몇 시간 이상 지속되는 근방호와 통증, 부종의 증가
② 휴식 후 강직의 증가

(3) 원인
　① 과사용증후군, 누적성 외상, 반복적 좌상
　② 외상
　③ 반흔조직의 재손상
　④ 구축 또는 제한된 가동성

(4) 영향을 주는 요소
　① 관절 주위의 근육 길이와 근력 사이의 불균형
　② 빠르거나 과도한 강한 반복적 원심성의 일
　③ 근약증
　④ 뼈의 부정렬이나 약한 구조적 지지
　⑤ 활동강도나 요구의 변화
　⑥ 어색한 자세나 운동의 지속
　⑦ 환경 요소
　⑧ 노화
　⑨ 잘못된 훈련

(5) 관리
　① 만성 염증의 급성기
　　a. 처음에는 스트레스가 없는 활동만을 허용
　　b. 손상 부위에 스트레스가 가지 않을 정도의 강도로 운동
　　c. 관련된 부위의 적절한 교정과 강도로 운동
　② 만성 염증의 아급성기와 만성기
　　a. 근지구력이 근재교육 프로그램의 중요한 요소
　　b. 운동은 기능적 독립의 발달로 진행되어야 함.

3 류마티스 관절염

1 류마티스 관절염의 특성

(1) 활동기와 이완기가 존재
(2) 활막, 관절물렁뼈의 말단 부위, 물렁뼈 아래의 골수공간(골수강)에서 초기 염증 변화가 시작
(3) 육아조직이 형성되어 관절물렁뼈, 뼈와 인대를 침식
(4) 유착으로 인한 관절 가동 범위의 제한
(5) 섬유증 또는 골성강직으로 인한 변형과 장애를 발생
(6) 염증 변화가 섬유힘줄집(건초)에서 일어나고 힘줄의 마모가 발생

2 류마티스 관절염의 징후와 증상

(1) 활막 염증은 관절삼출물과 부종을 발생시켜 통증과 운동 제한을 발생
(2) 관절강직은 아침에 심해짐.
(3) 주로 손과 발의 작은 관절에서 발생하며, 증상은 양측성으로 나타남.
(4) 질병의 악화에 따라 관절 변형과 강직, 아탈구가 발생
(5) 인접한 근육에서 통증이 발생, 근력의 비대칭 발생
(6) 피로, 열, 식욕과 체중의 감소와 같은 증상

3 류마티스 관절염의 관리

(1) 활동성 염증기
 ① 약물을 통한 부종과 통증 조절이 된다면 AROM 운동을 실시
 ② 뼈나 관절에 과도한 스트레스를 주지 않도록 주의
 ③ 환자가 피로를 느끼면 스트레스를 최소화하기 위해 안정을 취함.
 ④ 관절의 팽윤이 있을 때는 신장기법을 적용하지 않아야 함.

(2) 아급성기와 만성기
 ① 통증의 강도와 부종, 아침강직이 감소된 시점
 ② 근골격계의 아급성기, 만성기의 치료와 동일
 ③ RA의 특성 상 병리학적 손상에 유의하며 치료 적용
 ④ 수영과 자전거 타기와 같은 낮은 부하의 컨디셔닝 운동을 적용

4 뼈관절염

1 뼈관절염이나 퇴행성 관절염의 특성

(1) 활막성 관절의 관절물렁뼈에 주로 영향을 주는 만성 퇴행성 질환
(2) 관절 가장자리에 뼈 리모델링과 과성장 형성이 나타남.
(3) 특정 가동범위에서의 과가동성과 불안정이 초래
(4) 통증 발생과 구축 발생으로 인한 운동 제한
(5) 퇴행성 관절 질환은 큰 스트레스나 반복적인 작은 스트레스로 인한 역학적 손상으로 발생
(6) 관절의 고정으로 인한 윤활의 유동성 감소로 발생
(7) 뼈관절염의 관절물렁뼈는 스트레스를 이겨내는 능력을 잃고 쉽게 손상됨.

2 뼈관절염의 징후

(1) 통증은 일반적으로 압박 스트레스 혹은 손상된 관절의 과다한 활동으로 발생
(2) 척추의 경우 뼈 성장으로 신경근 압박이 발생되어 방사통이 있을 수 있음.
(3) 침범된 관절은 부피가 커지며, herberden 결절과 bouchard 결절이 발생

(4) 체중지지관절과 끝마디뼈관절(원위지절관절) 및 엄지의 손목손허리관절(수근중수관절)에 많이 침범됨.
(5) 염발음이나 유리체가 관절 내에 생김.
(6) 강직은 비활동에 의해 일어나지만 통증의 증가는 과도한 역학적 스트레스나 활동에 의해 발생
(7) 질병의 악화로 뼈 리모델링, 부종, 구축이 힘의 방향을 변화시켜 관절 변형을 일으킴.
(8) 근육의 점진적 약화는 비활동이나 신경근 억제에 의해 초래됨.
(9) 관절의 위치 감각 손상

3 관리 지침

(1) 환자교육
 ① 변형과 예방에 대한 교육을 실시
 ② 중재를 강화하고 증상을 최소화하기 위해 가정운동 프로그램을 교육
(2) 강직의 효과 감소
 - AROM과 관절가동술을 적용
(3) 역학적 스트레스에 의한 통증 감소와 변형 예방
 - 스트레스를 최소화하거나 잘못된 생체 역학을 교정하기 위해 부목이나 보조장비를 사용
(4) ROM 증진
 - 특별한 기법을 통한 근육, 관절 및 물렁조직의 제한을 신장
(5) 신경근 조절, 근력 및 근지구력 향상
 - 낮은 강도의 저항운동과 근반복 운동을 실시
(6) 균형 향상
 - 균형 운동 실시
(7) 신체 컨디션 향상
 - 부하가 없거나 낮은 유산소운동을 실시

단원정리문제

01 염증 관리의 중재와 목적의 연결로 맞는 것은?

> 가. 등급 I과 II의 신연기법과 활주기법 – 관절 내 유체 역학 향상
> 나. 마사지 – 체액의 이동 증진, 유착 방지, 가동성 유지
> 다. 통증 한계 내의 PROM – 가동성 유지와 관절 내 영양 공급
> 라. 낮은 강도의 등장성 기법 – 근육의 펌핑작용으로 순환 증진

① 가, 나, 다 　　② 가, 다 　　③ 나, 라
④ 라 　　⑤ 가, 나, 다, 라

02 다음 중 반사적 근방어에 대한 설명으로 맞는 것을 모두 고르면?

> 가. 연관통은 원인이 될 수 없음.
> 나. 통증으로 인한 근육의 지속적 수축 상태
> 다. 통증이 사라져도 근방어는 지속됨.
> 라. 근육이 손상조직을 움직이지 못하도록 기능적으로 지지

① 가, 나, 다 　　② 가, 다 　　③ 나, 라
④ 라 　　⑤ 가, 나, 다, 라

▶ 특별한 중재와 용량
- 통증 한계 내의 PROM은 가동성 유지와 관절 내 영양 공급에 중요한 기능
- 등급 I과 II의 신연기법과 활주기법은 관절 내 유체 역학의 향상에 유익함.
- 낮은 강도의 등척성 기법은 근육의 펌핑작용으로 순환 증진
- 체액의 이동 증진, 유착 방지, 가동성 유지 등의 목적으로 마사지 실시

▶ 반사적 근방어
- 통증 자극의 반응으로 근육이 지속적으로 수축
- 통증을 일으키는 일차적 병변은 근처 조직의 손상 혹은 연관통일 수 있음.
- 원인이 연관통이 아니라면 수축하는 근육이 손상조직을 움직이지 못하도록 기능적으로 지지
- 통증 자극이 사라지면 근방어도 사라짐.

정답 : 1_① 2_③

03 3도 손상에 대한 설명으로 맞는 것을 모두 고르면?

> 가. 조직의 완벽한 단열
> 나. 촉진을 통해 손상 확인이 불가능
> 다. 조직의 불안정성을 초래
> 라. 극심한 통증을 발생

① 가, 나, 다　　② 가, 다　　③ 나, 라
④ 라　　　　　⑤ 가, 나, 다, 라

▶ 조직의 3도 손상
- 조직의 완벽한 단열로 심한 통증이 발생하지 않음.
- 촉진을 통해 조직 손상을 알 수 있음.
- 찢어진 인대는 관절의 불안정성을 초래

04 다음 중 염증의 징후로 맞는 것은?

> 가. 발적　　　　나. 기능 소실
> 다. 부종　　　　라. 발열

① 가, 나, 다　　② 가, 다　　③ 나, 라
④ 라　　　　　⑤ 가, 나, 다, 라

▶ 염증의 징후
- 부종, 발적, 발열, 통증, 기능 소실

05 힘줄, 인대와 같은 물렁조직의 심한 스트레스로 발생하는 손상은?

① 좌상　　② 염좌　　③ 구축
④ 유착　　⑤ 근약증

▶ 염좌
- 관절주머니(관절낭), 인대, 힘줄 혹은 근육과 같은 물렁조직의 심한 스트레스, 신장, 혹은 열상
- 염좌는 특히 인대의 손상으로 자주 언급되며, 1도 (경한 정도), 2도 (중등도), 3도 (심한 정도)로 분류

정답 : 3_② 4_⑤ 5_②

06 뼈관절염의 증상으로 맞는 것은?

> 가. 방사통
> 나. Heberden 결절
> 다. 체중지지관절 침범
> 라. 관절 내 염발음

① 가, 나, 다　　② 가, 다　　③ 나, 라
④ 라　　　　　　⑤ 가, 나, 다, 라

07 염증보호기의 관리 방법으로 맞는 것은?

> 가. 수동운동　　　나. 손상부 보호
> 다. 환자교육　　　라. 신장운동

① 가, 나, 다　　② 가, 다　　③ 나, 라
④ 라　　　　　　⑤ 가, 나, 다, 라

08 만성 염증의 급성기에 대한 설명으로 맞는 것은?

> 가. 저강도 운동　　나. 근지구력 증가
> 다. 적절한 교정　　라. 기능적 운동

① 가, 나, 다　　② 가, 다　　③ 나, 라
④ 라　　　　　　⑤ 가, 나, 다, 라

단원정리 문제 해설

▶ 뼈관절염의 징후
- 통증은 일반적으로 압박 스트레스 혹은 손상된 관절의 과대한 활동으로 발생
- 척추의 경우 뼈성장으로 신경근 압박이 발생되어 방사통이 있을 수 있음.
- 침범된 관절은 부피가 커지며, herberden 결절과 bouchard 결절이 발생
- 체중지지관절과 끝마디뼈관절 및 엄지의 손목손허리관절(수근중수관절)에 많이 침범됨.
- 염발음이나 유리체가 관절 내에 생김.
- 강직은 비활동에 의해 일어나지만 통증의 증가는 과도한 역학적 스트레스나 활동에 의해 발생
- 질병의 악화로 뼈 리모델링, 부종, 구축이 힘의 방향을 변화시켜 관절 변형을 일으킴.
- 근육의 점진적 약화는 비활동이나 신경근 억제에 의해 초래됨.
- 관절의 위치 감각 손상

▶ 염증 관리 : 보호기
- 환자교육
- 손상 조직의 보호
- 비정상적인 섬유성 유착을 예방하기 위한 수동운동 적용
  * 아급성기 : 신장운동의 시작과 진행

▶ 급성기
- 처음에는 스트레스가 없는 활동만을 허용
- 손상 부위에 스트레스가 가지 않을 정도의 강도로 운동
- 관련된 부위의 적절한 교정과 강도로 운동

▶ 아급성기와 만성기
- 근지구력이 근재교육 프로그램의 중요한 요소
- 운동은 기능적 독립의 발달로 진행되어야 함

정답 : 6_⑤ 7_① 8_②

09 류마티스 관절염의 증상으로 맞는 것은?

가. 아침강직	나. 손과 발의 작은 관절
다. 피로, 열, 식욕 감소	라. 편측성

① 가, 나, 다   ② 가, 다   ③ 나, 라
④ 라   ⑤ 가, 나, 다, 라

10 류마티스 관절염의 특징으로 맞지 않는 것은?

① 육아조직이 형성되어 관절물렁뼈, 뼈와 인대를 침식
② 골성강직으로 인한 변형과 장애
③ 유착으로 인한 관절 가동범위의 제한
④ 힘줄의 마모가 발생
⑤ 과성장 형성

11 RA의 염증기의 관리 방법으로 맞지 않는 것은?

① AROM 운동을 실시한다.
② 수영과 자전거 타기와 같은 낮은 부하의 컨디셔닝 운동을 적용한다.
③ 피로를 느끼면 안정을 취한다.
④ 뼈나 관절에 과도한 스트레스를 주지 않도록 주의한다.
⑤ 관절의 팽윤이 있을 때는 신장기법을 적용하지 않아야 한다.

▶ **류마티스 관절염의 징후와 증상**
- 활막 염증은 관절삼출물과 부종을 발생시켜 통증과 운동 제한을 발생
- 관절강직은 아침에 심해짐.
- 주로 손과 발의 작은 관절에서 발생하며, 증상은 양측성으로 나타남.
- 질병의 악화에 따라 관절 변형과 강직, 아탈구가 발생
- 인접한 근육에서 통증이 발생, 근력의 비대칭 발생
- 피로, 열, 식욕과 체중의 감소와 같은 증상

▶ **류마티스 관절염의 특성**
- 활동기와 이완기가 존재
- 활약, 관절물렁뼈의 말단부의, 물렁뼈 아래의 골수공간(골수강)에서 초기 염증 변화가 시작
- 육아조직이 형성되어 관절물렁뼈, 뼈와 인대를 침식
- 유착으로 인한 관절 가동범위의 제한
- 섬유증 또는 골성강직으로 인한 변형과 장애를 발생
- 염증 변화가 섬유힘줄집(건초)에서 일어나고 힘줄의 마모가 발생

▶ **활동성 염증기**
- 약물을 통한 부종과 통증 조절이 된다면 AROM 운동을 실시
- 뼈나 관절에 과도한 스트레스를 주지 않도록 주의
- 환자가 피로를 느끼면 스트레스를 최소화하기 위해 안정을 취함.
- 관절의 팽윤이 있을 때는 신장기법을 적용하지 않아야 함.

정답 : 9_① 10_⑤ 11_②

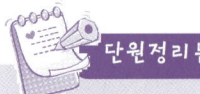

12 퇴행성 관절염의 특징으로 맞지 않는 것은?

① 관절의 고정으로 인한 활액의 유동성 감소로 발생
② 활막성 관절의 관절물렁뼈에 주로 영향
③ 관절 가장자리에 과성장 형성
④ 골성강직으로 인한 변형과 장애
⑤ 통증 발생과 구축 발생으로 인한 운동 제한

▶ 뼈관절염이나 퇴행성 관절염의 특성
- 활막성 관절의 관절물렁뼈(연골)에 주로 영향을 주는 만성 퇴행성 질환
- 관절 가장자리에 뼈 리모델링과 과성장 형성이 나타남
- 특정 가동범위에서의 과가동성과 불안정이 초래
- 통증 발생과 구축 발생으로 인한 운동 제한
- 퇴행성 관절 질환은 큰 스트레스나 반복적인 작은 스트레스로 인한 역학적 손상으로 발생
- 관절의 고정으로 인한 활액의 유동성 감소로 발생
- 뼈관절염의 관절물렁뼈(연골)는 스트레스를 이겨내는 능력을 잃고 쉽게 손상됨.

13 물렁조직 손상의 급성기 반응으로 맞지 않는 것은?

① 조직 내의 세포 반응, 혈관 반응과 화학 반응이다.
② 콜라겐의 합성과 침전이다.
③ 손상이 영구적이지 않다면 4~6일간 지속된다.
④ 첫 48시간 동안 혈관 변화이다.
⑤ 염증의 징후로 부종, 발적, 발열, 통증, 기능소실이 나타난다.

▶ 급성기
- 조직 내의 세포 반응, 혈관반응과 화학 반응이 일어남.
- 염증의 징후로 부종, 발적, 발열, 통증, 기능 소실이 생김.
- 물렁조직의 손상 후 첫 48시간 동안 혈관 변화가 뚜렷하게 나타남.
- 혈관 변화 기간 동안 화학물질의 중화, 식균작용, 섬유아세포의 조기활동 등이 나타남.
- 손상이 영구적이지 않다면 4~6일간 지속

정답 : 12_④ 13_②

Chapter 8

어깨관절과 팔이음뼈

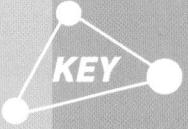

- 팔이음뼈(견갑대)는 팔(상지)을 축성 골격(axial skeleton)과 연결시키는 역할을 하며, 빗장뼈(쇄골), 어깨뼈(견갑골), 위팔뼈(상완골)로 구성됩니다. 어깨관절(견관절)은 전형적인 구상관절로 인체에서 가동성이 가장 큰 관절로 팔이 나아가는 방향을 결정하는 팔 운동의 방향타 역할을 수행합니다.

- 어깨관절은 가동성이 큰 만큼 안정성이 종종 문제가 되기도 하는데요, 어깨관절의 안정성은 주변 근육과 물렁조직에 의해 보강되는 구조를 가집니다. 따라서 어깨 부분의 기능장애를 위한 치료적 운동 프로그램을 설정할 때는 병리적 상태와 기능 제한을 고려하는 것은 물론 어깨 부분의 해부학적 특징과 운동학적 특징을 고려해야 합니다. 그렇기 때문에 이번 챕터는 어깨관절과 팔이음뼈의 해부학과 임상운동학의 공부가 선행된다면 더욱 쉽게 공부할 수 있습니다.

- 이번 챕터에서는 어깨관절에서 볼 수 있는 뼈관절염과 류마티스 관절염, 굳은어깨(동결견)와 같은 질환의 증상과 관리방법에 대해 알아볼 것입니다. 이어서 어깨관절 수술에 따른 관리와 적용 가능한 운동치료에 대하여 공부하겠습니다. 마지막으로 어깨관절에서 흔히 발생하는 어깨관절 통증증후군과 관련된 진단과 어깨관절 통증증후군에 따른 관리 방법에 대해서도 공부할 것입니다.

꼭! 알 아 두 기

1. 관절우묵 위팔관절 (관절와 상완관절)에서 흔히 발생하는 관절 질환
2. 굳은어깨(동견결)의 시기별 특징
3. 관절우묵 위팔관절 질환의 회복 단계별 운동치료 중재
4. 복장빗장관절 (흉쇄관절)의 가동성 증진을 위한 빗장뼈의 활주 방향
5. 관절우묵 위팔관절대치술 후의 단계별 관리
6. 충돌증후군의 수술 후 관리
7. 돌림근띠(회선근개)의 수술 후 관리
8. 어깨관절 전방 탈구의 원인과 관리방법
9. 가슴문(흉곽출구)증후군의 원인과 관리방법

CHAPTER 08 어깨관절과 팔이음뼈

1 관절의 문제 (비수술적 관리)

1 오목위팔관절 (관절와 상완관절 ; glenohumeral joint)

(1) 관계되는 진단과 원인
  ① 류마티스 관절염과 뼈관절염
  ② 외상성 관절염
  ③ 고정 후 관절염
  ④ 특발성 동결견

(2) 임상적 증상과 징후
  ① 급성 관절 문제 : 통증과 근방호가 운동을 제한, 특히 벌림 (외전)과 바깥돌림 (외회전)의 제한
  ② 아급성 관절 문제 : 관절주머니 (관절낭)의 타이트함이 발달하기 시작, 관절주머니 패턴과 일치되는 운동 제한이 발생, 통증은 주로 환자가 제한 범위 끝에 도달했을 때 나타남.
  ③ 만성 관절 문제 : 오목위팔관절주머니의 제한은 관절주머니 패턴에서의 제한된 운동 증상과 관절놀기(joint play)의 감소를 확대시킴. 머리 위로 손뻗기 또는 옆으로 손뻗기 또는 뒤로 손뻗기를 할 수 없는 기능 상실을 보이게 됨. 통증은 주로 어깨세모근 (삼각근) 영역에 국한됨.
  ④ 특발성 굳은어깨 (동결견)

결빙기	• 발병 후 2~3주 쯤에 운동 제한과 강한 통증이 나타나는 시기 • 휴식 시에도 통증이 나타나며, 10~36주까지 지속
동결기	• 운동 시에만 나타나는 통증 • 뚜렷한 유착과 어깨뼈의 대상작용이 동반됨 • 어깨세모근, 돌림근띠, 위팔두갈래근과 위팔세갈래근의 위축이 나타남 • 4~12개월 지속
해빙기	• 통증이나 활막염의 증상은 없으나 유착에 의한 관절주머니 제한 • 2~24개월 또는 그 이상 지속됨

(3) 흔하게 나타나는 증상
  ① 급성기 동안의 야간 통증과 수면 방해
  ② 급성기 동안 운동 시 통증과 휴식 시 통증이 흔히 나타남.
  ③ 관절놀기 (joint play)와 ROM의 제한 (주로 벌림과 바깥돌림의 제한이 심함.)

④ 앞당김(전인)되고 전방으로 경사된 어깨뼈, 둥근어깨
⑤ 보행 시 팔의 스윙이 감소
⑥ 오목위팔관절(관절와 상완관절)에 관계된 근육의 약화와 저하된 지구력, 어깨뼈 근육의 과사용으로 등세모근과 후방 목뼈근의 통증 유발
⑦ 어깨관절 운동을 억제하기 위한 어깨뼈의 대상작용이 나타남.

(4) 오목위팔관절의 관리 : 보호 단계
① 통증, 부종, 근방호를 조절
  a. 안정을 제공하고 통증을 최소화 하기 위해 관절은 삼각건으로 고정
  b. 유착 형성 방지를 위해 가능한 빨리 관절 진동기법을 적용
② 물렁조직과 관절의 완전성과 가동성 유지
  a. PROM : 통증이 없는 모든 가동범위 내에서 적용, 통증 감소 시 AROM으로 진행
  b. 수동관절 당김과 활주 : 관절은 통증이 없는 위치에 두고 등급 I 에서 시작 등급 II로 진행
  c. 진자운동 : 관절오목 (관절와)으로부터 위팔뼈를 당기기 위해 중력을 이용, 부드러운 당김인과 진동(등급 II)을 통해 통증을 경감시키고, 관절 구조와 윤활액의 초기 운동을 제공
③ 부드러운 근고정
  a. 어깨의 모든 근육군에 적용
  b. 치료사의 가벼운 저항 아래 근육군을 부드럽게 수축
  c. 통증이 유발되어서는 안 됨.
  d. 규칙적인 수축과 이완으로 혈류 순환을 보조
④ 관련 영역의 완전성과 기능 유지
  a. 손상된 영역의 원위에 있는 관절을 가능한 움직여 가동성을 유지
  b. 어깨관절 손상과 비가동으로 인한 합병증 (반사성 교감신경 이영양증) 방지
    *공이나 부드러운 물건을 반복적으로 쥐어짜는 운동을 실시
  c. 부종이 손에 나타나면 가능한 손을 심장보다 높게 올림.

(5) 오목위팔관절의 관리 : 조절된 운동 단계
① 통증, 부종, 관절 삼출물 조절
  a. 활동의 증가를 신중하게 관찰
  b. 어깨관절이 자유롭게 움직이는 시간을 점진적으로 증가시킴.
  c. 통증 지점까지 AROM을 실시
    *모든 어깨관절과 어깨뼈의 운동이 포함되어야 함.
    *두상활차, 봉운동, 스케이트 보드 등의 AAROM 기법을 사용
② 물렁조직과 관절 가동성을 점진적으로 증진
  - ROM 끝범위에서 등급 III의 지속된 관절 가동기법 또는 등급 III, IV의 진동 관절기법을 적용
③ 근경련을 억제하고 잘못된 자세 역학을 교정
  a. 부드러운 관절 진동기법(등급 I, II)으로 근경련을 감소
  b. 지속적인 미측활주로 관절오목 내에서 위팔뼈머리의 아래 재배치

c. 어깨관절 바깥돌림근의 훈련은 벌림 시 위팔머리뼈를 하강하는데 도움이 됨.
④ 점직적으로 근력 증가
a. 잘못된 자세나 팔이음뼈(견갑대)의 역할을 확인
b. 어깨뼈와 오목위팔근육의 안정화 운동을 실시
c. 모든 방향에서 어깨관절의 능동 ROM을 실시

2 어깨봉우리위팔관절 (견쇄관절)과 복장빗장관절 (흉쇄관절)

(1) 관계되는 진단과 원인
① 과사용 증후군
② 탈구 또는 아탈구
③ 저가동성

(2) 흔하게 나타나는 증상
① 연류된 관절이나 인대의 국소 통증
② 어깨관절 올림 시 통증호
③ 어깨관절 수평모음(수평내전)이나 수평벌림(수평외전) 시 통증
④ 외상이나 과사용이 문제인 경우 관절의 과운동성이 발생
⑤ 지속적인 잘못된 자세가 문제인 경우 저가동성이 발생
⑥ 가슴문(흉곽출구)증후군이 있다면 신경학적 증상이나 혈관 증상이 발생

(3) 복장빗장관절이나 어깨봉우리위팔관절의 염좌나 과운동성의 비수술적 관리
① 팔의 무게를 지지하기 위해 sling을 사용
② 관절주머니나 인대에 교차섬유 마사지를 실시
③ 오목위팔관절(관절와 상완관절)의 제한을 방지하기 위해 어깨에 ROM과 오목위팔관절에 대한 등급Ⅱ의 당김 및 활주를 적용

(4) 복장빗장관절이나 어깨봉우리위팔관절의 저운동성의 비수술적 관리
① 복장빗장관절 (흉쇄관절)
a. 빗장뼈(쇄골)의 전방 활주 : 앞당김(전인) 증가
b. 빗장뼈의 후방 활주 : 뒤당김(후인) 증가
c. 빗장뼈의 아래 활주 : 올림 증가
d. 빗장뼈의 위 활주 : 하강 증가
② 어깨봉우리위팔관절(견쇄관절)
- 빗장뼈의 전방 활주

2 오목위팔관절의 수술 후 관리

1 오목위팔관절대치술 (TSR)의 수술 후 관리

(1) 고정
- 수술 후 물렁조직(연부조직)의 보호를 위해 삼각건과 붕대와 같은 어깨관절 고정 장치로 고정

(2) 운동
① 최대 보호 단계
  a. 최대 보호 단계는 2~3주간 지속
  b. 인접관절의 가동성 유지 : 고정되어 있는 동안 상체의 근육을 이완하도록 지도, 마사지 적용, 목부위(경부)와 어깨뼈의 능동적 움직임을 수행하도록 지도, 삼각건을 제거한 후에는 손, 손목, 팔꿉관절의 능동 ROM을 실시
  c. 어깨관절 가동성 회복 : 수술 후 48시간 이내에 PROM 또는 AAROM을 제한된 범위 내에서 적용, 팔의 수동 올림을 위해 CPM 사용, 어깨관절의 자가 - 보조 ROM 실시, 손에 무게가 추가되지 않은 상태로 진자운동을 실시, 앉아 있거나 선 상태에서 기어 이동운동을 실시
  d. 근위축 최소화 : 팔꿉관절이 굽혀진 상태에서 어깨관절 근육에 대한 부드러운 근 고정운동을 실시
② 중등도 보호 단계, 조절된 운동 단계
  a. 어깨관절 운동의 가동성과 조절 능력 향상 : PROM 또는 AAROM을 AROM으로 전환, 손가락으로 벽 기어오르기 운동을 통해 머리 위로 뻗기를 강조, 봉운동을 통해 어깨뼈의 운동과 어깨관절 안쪽돌림(내회전) 운동을 실시
  b. 팔이음뼈의 근력, 지구력, 안정성 증진 : 다양한 위치에서
③ 최소 보호 단계, 기능적 활동으로의 회복 단계
  a. 계속적으로 가동성을 증진 시키기 : 끝범위까지 치료사보조 또는 자가보조 신장을 실시
  b. 어깨관절 근육에 저부하, 고반복의 점진 저항운동을 실시

2 어깨관절 관절고정술의 수술 후 관리

(1) 어깨관절과 팔꿉관절의 고정기간 동안 손과 손목의 가동성을 유지
(2) 고정 장치 제거 후 어깨관절의 AROM을 실시
(3) 어깨뼈의 조절과 안정성을 최대화하기 위해 어깨가슴관절(견흉관절)의 근육을 강화

3 어깨관절 질환

1 어깨관절 동통증후군

(1) 관련된 진단
① 가시위근힘줄염(극상근건염)

② 가시아래근힘줄염(극하근건염)
③ 위팔두갈래근힘줄염(상완이두근건염)
④ 점액낭염 [어깨세모근 밑 또는 어깨봉우리 밑]
⑤ 근힘줄의 문제
⑥ 어깨관절의 불안정, 아탈구
⑦ 돌림근띠의 약화, 손상

(2) 비수술적 관리
① 보호 단계
　a. 안정을 위해 삼각건 지지
　b. 물렁조직 완전성과 운동성 유지를 위해 초기운동 (PROM, AAROM, AROM)을 실시, 다양한 각도에서 근고정 운동과 보호된 안정화 운동을 실시
　c. 통증을 조절하고 관절의 이완성 유지를 위해 무게가 없는 진자운동 실시
　d. 환자에게 자세의 인지와 교정기법을 교육
② 조절된 운동 단계
　a. 가정운동 프로그램을 교육
　b. 환자가 통증을 느끼지 않는 범위 내에서 등척성 수축 실시
　c. 환자가 참을 수 있을 때까지 교차섬유 마사지를 실시
　d. 자세의 인지를 증진
　e. MWM 기법을 통한 관절 이동 궤도의 수정
　f. 팔이음뼈(견갑대) 근육의 길이와 근력의 균형 발달
　g. 어깨뼈와 어깨관절 근육들의 동시 수축, 안정화, 지구력 발달
③ 기능으로의 회복 단계
　a. 근지구력의 증가
　b. 빠른 운동 반응 발달 : 속력을 증가, 플라이오메트릭 훈련 실시
　c. 기능발달 : 원심성 훈련을 최대부하로 진행, 잘못된 운동 패턴의 수정

(3) 충돌증후군의 수술 후 관리
① 고정
　- 어깨관절의 모음과 안쪽돌림, 팔꿈관절의 90° 굽힘 자세로 위팔을 지지
② 최대 보호 단계의 운동
　a. 목뼈의 능동 ROM과 어깨관절 이완운동으로 통증 조절
　b. 뒤당김(후인)을 강조한 어깨뼈 능동운동으로 자세 교정
　c. 수술 후 어깨관절 굽힘 CPM 실시
　d. 팔꿈관절과 손, 손목의 AROM 실시
　e. 어깨관절의 굽힘, 어깨뼈 벌림, 수평모음(수평내전)과 수평벌림의 AAROM 실시
　f. 통증 조절을 위해 진자운동 실시

③ 중등도 최소 보호 단계의 운동
  a. 위팔뼈의 후방활주 및 미측활주와 어깨가슴관절(견흉관절) 가동기법을 적용
  b. 개별적인 어깨관절 근육의 동적운동을 실시하여 근육의 근력과 안정성 지구력을 증진
④ 최소 보호 단계의 운동
  a. 등속성 운동, 플라이오메트릭 훈련
  b. 빠른 운동과 방향 전환과 같이 향상된 운동을 실시
  c. 반복훈련으로 기능적 활동을 자극

(4) 돌림근띠의 수술 후 관리
  ① 고정
    a. 삼각건줄 착용 (어깨관절 벌림, 안쪽돌림, 팔꿈관절 굽힘 90° 고정)
    b. 벌림 보장구 착용 (어깨관절 45~65° 벌림, 안쪽돌림, 팔꿈관절 굽힘)
  ② 최대 보호 단계의 운동
    a. 목뼈 ROM과 어깨관절 이완 운동, 오목위팔관절(관절와 상완관절)의 등급 I의 진동기법으로 통증을 조절
    b. 과도한 등뼈 뒤굽음을 예방하거나 교정
    c. CPM을 이용한 어깨관절 굽힘 운동
    d. 손과 손목, 팔꿈관절의 AROM 실시
    e. 진자운동을 실시
  ③ 중등도 보호 단계의 운동
    a. 봉운동이나 도르래운동을 이용하여 단일 운동면과 복합된 패턴에서의 끝범위 자가보조 ROM 실시
    b. 점진적인 범위 증가를 통해 어깨관절의 AROM 실시
    c. 돌림근띠를 포함한 오목위팔근육의 다각도 최대하 등척성 운동을 실시
  ④ 최소 보호 단계의 운동
    - 진전된 근력 강화운동을 실시

2 어깨관절 탈구

(1) 손상의 기전
  ① 어깨관절 전방 탈구 : 어깨관절이 벌림, 바깥돌림 상태에서 흔히 일어남.
  ② 어깨관절 후방 탈구 : 팔을 뻗으면서 넘어질 때 또는 어깨관절 굽힘, 모음, 안쪽돌림 상태로 넘어질 때 발생, 흔하지 않음.
  ③ 재발성 탈구 : 인대와 관절주머니가 느슨한 경우, 벌림과 바깥돌림 또는 굽힘, 모음, 안쪽돌림을 유발하는 움직임으로 발생

(2) 전방 탈구의 비수술적 관리
  ① 정복 후 보호 단계
    a. 치유조직 보호 : 고정(젊은 환자 3~4주, 나이든 환자 2주)
    b. 돌림근띠와 위팔두갈래근의 간헐적 근고정과 등급 II의 관절 가동기법 적용

② 조절된 운동 단계
  a. 삼각건 착용으로 보호
  b. 전방 활주를 제외한 모든 가능한 활주를 적용하여 가동성 증진
  c. 수평모음의 자가 신장기법으로 뒤관절주머니의 구조를 수동 신장
  d. 돌림근띠와 어깨뼈 근육의 안정성과 근력 증진
③ 기능 회복 단계
  a. 어깨관절과 어깨뼈의 근육을 균형있게 발달시킴.
  b. 기능적 패턴의 훈련 진행

(3) 후방 탈구의 비수술적 관리
① 삼각건을 이용한 고정
② 후방 활주를 제외한 모든 활주를 적용하여 관절 가동기법을 시작

3 가슴문증후군 (thotacic outlet syndrome)

(1) 관련된 진단
① 통증, 이상감각, 저림, 약화, 변색, 종창, 궤양, 괴저, 레이노 현상을 포함한 팔의 신경학적 증상, 혈관 증상 등이 연루된 많은 진단을 초래
② 목갈비뼈, 앞경추늑골근(전사각근)증후군, 갈비빗장뼈(늑쇄골)증후군, 봉우리밑 - 작은가슴근(오훼하 - 소흉근)증후군, 늘어진 어깨관절증후군, 과다벌림증후군이 있음.

(2) 증상의 병인
① 압박성 신경병증
  a. 위팔신경총과 빗장밑동맥(쇄골하동맥)이 지나는 영역의 크기가 감소하여 압박에 의한 증상의 발현
  b. 경추늑골근(사각근) 또는 작은가슴근(소흉근)의 비대, 목갈비뼈(경늑골)나 골절된 빗장뼈(쇄골) 같은 해부학적 비정상
  c. 근막의 적응성 단축 혹은 공간 점령 병변
② 잘못된 자세
  a. 등뼈 뒤굽음을 증가시키는 머리부 앞쪽
  b. 뒤당김된 어깨뼈
  c. 전방 어깨 (foward shoulder)
③ 상흔조직과 압박으로 인한 신경조직의 포착

(3) 비수술적 관리
① 환자교육
② 제한된 신경조직 가동
③ 타이트한 구조의 유연성 증가
④ 약한 근육 훈련
⑤ 잘못된 호흡 패턴과 올림된 상부 갈비뼈 교정
⑥ 기능적 독립으로 진행

4 반사적 교감신경 이영양증 (reflex sympathetic dystrophy)

(1) 관련되는 진단
- 어깨-손증후군, 슈덱 위축, 교감신경성 통증증후군, 반사성 신경혈관 이영양증, 외상성 혈관 경련, 교감신경으로 유지된 통증

(2) 원인
① 심혈관 발작이나 심근경색 이후의 통증성 어깨관절
② 목뼈 뼈관절염
③ 골절이나 염좌와 같은 외상
④ 심장 카테터법 이후와 같이 지속된 통증성 병변

(3) 증상
① 가역적 단계 (Ⅰ단계)
  a. 혈관 확장 단계
  b. 3주에서 6개월간 지속
  c. 통증이 손상의 심각성에 비례하지 않음.
  d. 손에 다한증과 온열감, 홍반, 빠른 손톱 성장, 부종이 있음.
② 이영양증 또는 혈관 수축 단계 (Ⅱ단계)
  a. 3~6개월간 지속
  b. 교감신경의 과다활동, 작열통, 추운 날씨에 악화되는 감각과민
③ 위축 단계 (Ⅲ단계)
  a. 통증이 감소되거나 악화되는 특징을 보임.
  b. 심각한 뼈엉성증의 특징을 보임.
  c. 근육 쇠약과 구축이 일어남.

(4) 일반적 손상
① 어깨관절, 손목관절, 손의 통증과 통각과민 발생
② 운동 제한 발생, 어깨관절의 벌림과 바깥돌림 제한이 가장 크게 나타남.
③ 정맥과 림프계의 순환장애로 손과 손목의 부기 발생
④ 혈관운동의 불안정성이 발생
⑤ 피부의 영양성 변화가 나타남.

(5) 관리
① 환자교육
② 어깨관절과 손의 ROM 증가
③ 능동적인 근수축 촉진
④ 통증 경감
⑤ 부기 조절
⑥ 영역을 탈감작시키기

＊ 탈감작 기법 : 다양한 모직물로 문지르기 두드리기, 진동시키기

단원정리문제

01 다음 중 오십견의 동결기에 대한 설명으로 맞지 않는 것은?

① 뚜렷한 유착과 어깨뼈의 대상작용이 동반된다.
② 4~12개월 지속된다.
③ 운동 시에만 나타나는 통증이다.
④ 통증이나 윤활막염의 증상은 없으나, 유착에 의한 관절주머니 제한된다.
⑤ 어깨세모근, 돌림근띠, 위팔두갈래근과 위팔세갈래근의 위축이 나타난다.

02 다음 중 특발성 동결견의 증상으로 맞지 않는 것은?

① 모음과 안쪽돌림 제한
② 걸음 시 팔의 스윙이 감소
③ 야간 통증과 수면 방해
④ 어깨관절운동을 억제하기 위한 어깨뼈의 대상작용
⑤ 어깨뼈 근육의 과사용으로 등세모근과 뒤쪽 목뼈근의 통증 유발

단원정리문제 해설

▶ 특발성 굳은어깨(동결견)
- 결빙기 : 발병 후 2~3주 쯤에 운동 제한과 강한 통증이 나타나는 시기
  • 휴식 시에도 통증이 나타나며, 10~36주까지 지속
- 동결기 : 운동 시에만 나타나는 통증
  • 뚜렷한 유착과 어깨뼈(견갑골)의 대상작용이 동반됨.
  • 어깨세모근, 돌림근띠, 위팔두갈래근과 위팔세갈래근의 위축이 나타남.
  • 4~12개월 지속
- 해빙기 : 통증이나 윤활막염의 증상은 없으나 유착에 의한 관절주머니(관절낭) 제한
  • 2~24개월 또는 그 이상 지속됨.

▶ 특발성 굳은어깨 증상
- 급성기 동안의 야간 통증과 수면 방해
- 급성기 동안 운동 시 통증과 휴식 시 통증이 흔히 나타남.
- 관절놀기(joint play)와 ROM의 제한(주로 벌림과 바깥돌림(외회전)의 제한이 심함)
- 앞당김되고 전방으로 경사된 어깨뼈(견갑골), 둥근어깨
- 보행 시 팔의 스윙이 감소
- 오목위팔관절(관절와 상완관절)에 관계된 근육의 약화와 저하된 지구력
- 어깨뼈 근육의 과다 사용으로 등세모근과 뒤쪽 목뼈근의 통증 유발
- 어깨관절운동을 억제하기 위한 어깨뼈의 대상작용이 나타남.

정답 : 1.④ 2.①

03 오목위팔관절의 보호 단계로 맞지 않는 것은?

① 관련 영역의 완전성과 기능 유지
② 물렁조직과 관절의 완전성과 가동성 유지
③ 점진적으로 근력 증가
④ 통증, 부종, 근방호를 조절
⑤ 부드러운 근고정

▶ 오목위팔관절(관절와 상완관절)의 보호 단계
- 통증, 부종, 근방호를 조절
- 물렁조직(연부조직)과 관절의 완전성과 가동성 유지
- 부드러운 근고정
- 관련 영역의 완전성과 기능 유지
* 점진적으로 근력 증가 : 조절된 운동 단계

04 다음 중 복장빗장관절의 활주 방향과 운동성 증가로 맞는 것은?

| 가. 전방 활주 : 앞당김 증가 | 나. 아래 활주 : 내림 증가 |
| 다. 후방 활주 : 뒤당김 증가 | 라. 위 활주 : 올림 증가 |

① 가, 나, 다   ② 가, 다   ③ 나, 라
④ 라   ⑤ 가, 나, 다, 라

▶ 복장빗장관절(흉쇄관절)
- 빗장뼈의 전방 활주 : 앞당김 증가
- 빗장뼈의 후방 활주 : 뒤당김 증가
- 빗장뼈의 아래 활주 : 올림 증가
- 빗장뼈의 위 활주 : 내림 증가

05 오목위팔관절대치술(TSR) 수술 후 최소 보호 단계로 맞는 것은?

① AAROM 운동
② 팔꿈관절이 굽힘된 상태에서 어깨관절 근육에 대한 부드러운 근고정 운동을 실시
③ 인접 관절의 가동성 유지
④ 어깨관절 근육에 저부하, 고반복의 점진 저항운동을 실시
⑤ 봉운동을 통해 어깨뼈의 운동과 어깨관절 안쪽돌림운동을 실시

▶ 최소 보호 단계, 기능적 활동으로의 회복 단계
- 계속적으로 가동성을 증진시키기 : 끝 범위까지 치료사 보조 또는 자가 보조 신장을 실시
- 어깨관절 근육에 저부하, 고반복의 점진 저항운동을 실시

정답 : 3_③ 4_② 5_④

06 어깨관절 수술 후 가동성 회복을 위한 운동으로 맞지 않는 것은?

① 팔의 수동올림을 위해 CPM 사용
② 수술 후 48시간 이내 AROM 적용
③ 어깨관절 자가 - 보조 ROM 실시
④ 진자운동
⑤ 앉은자세에서 기어 이동운동 실시

▶ 어깨관절 가동성 회복
- 수술 후 48시간 이내에 PROM 또는 AAROM을 제한된 범위 내에서 적용
- 팔의 수동올림을 위해 CPM 사용
- 어깨관절의 자가 - 보조 ROM 실시
- 손에 무게가 추가되지 않은 상태로 진자운동을 실시
- 앉아 있거나 선 상태에서 기어 이동운동을 실시

07 충돌증후군 수술 후 고정자세로 맞는 것은?

① 어깨관절 모음과 바깥돌림, 팔꿉관절 90° 굽힘자세
② 어깨관절 모음과 안쪽돌림, 팔꿉관절 90° 굽힘자세
③ 어깨관절 벌림과 바깥돌림, 팔꿉관절 90° 굽힘자세
④ 어깨관절 모음과 안쪽돌림, 팔꿉관절 완전 폄자세
⑤ 어깨관절 벌림과 안쪽돌림, 팔꿉관절 완전 폄자세

▶ 충돌증후군의 수술 후 고정자세
- 어깨관절의 모음(내전)과 안쪽돌림(내회전), 팔꿉관절의 90° 굽힘(굴곡) 자세로 아래팔(전완)을 지지

08 다음 중 어깨관절 전방 탈구가 잘 일어나는 자세로 맞는 것은?

① 벌림, 바깥돌림 ② 벌림, 안쪽돌림
③ 모음, 안쪽돌림 ④ 모음, 바깥돌림
⑤ 벌림, 굽힘

▶ 어깨관절 전방 탈구
- 어깨관절이 벌림, 바깥돌림 상태에서 흔히 일어남.

정답 : 6_② 7_② 8_①

09 다음 중 가슴문증후군의 종류로 맞지 않는 것은?

① 봉우리밑 – 작은 가슴근증후군
② 목갈비뼈 – 앞경추늑골근증후군
③ 과대벌림증후군
④ 갈비빗장뼈증후군
⑤ 목갈비뼈 – 큰 가슴근증후군

10 반사적 교감신경 이영양증의 증상으로 맞지 않는 것은?

① 손과 손목의 부종 발생
② 어깨관절, 손목관절, 손의 통증과 통각과민 발생
③ 어깨관절의 모음과 안쪽돌림 제한
④ 피부의 영양성 변화
⑤ 혈관운동의 불안정성

단원정리 문제 해설

▶ 가슴문증후군
- 목갈비뼈, 앞경추늑골근증후군, 갈비빗장뼈증후군, 봉우리밑-작은 가슴근증후군, 늘어진 어깨관절증후군, 과다벌림증후군

▶ 반사적 교감신경 이영양증(reflex sympathetic dystrophy)의 일반적 손상
- 어깨관절, 손목관절, 손의 통증과 통각과민 발생
- 운동 제한 발생, 어깨관절의 벌림과 바깥돌림 제한이 가장 크게 나타남.
- 정맥과 림프계의 순환장애로 손과 손목의 부종 발생
- 혈관운동의 불안정성이 발생
- 피부의 영양성 변화가 나타남.

정답 : 9_⑤ 10_③

MEMO

Chapter 9

팔꿈관절과 아래팔 복합체

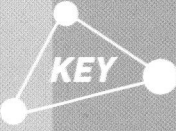

- 팔꿈관절과 아래팔 복합체(전완 복합체)는 위팔뼈의 먼쪽과 손목관절 사이에 위치하고 있습니다. 팔꿈관절은 굽힘과 폄운동으로 팔의 실제적 기능을 수행하는 손과 물체와의 거리를 조절하는 역할을 하고 있으며, 아래팔 복합체는 아래팔의 엎침, 뒤침운동으로 손의 기능 수행을 보조합니다.

- 팔꿈관절과 아래팔 복합체의 이러한 움직임은 다른 관절에서와 마찬가지로 관절 자체의 구조적 특성에서 기인합니다. 그렇기 때문에 팔꿈관절의 저가동성과 같은 증상에 대한 운동치료를 적용하는데 있어서 관절의 해부학적 특징과 임상운동학적 지식이 뒷받침 되어야 합니다.

- 이번 챕터에서는 팔꿈관절과 아래팔 복합체의 저가동성을 일으키는 원인과 그러한 원인 질환에 따른 증상과 저가동성으로 인한 기능장애에 대해 알아볼 것입니다. 이어서 손상의 회복 단계별로 적용 가능한 운동치료적 중재에 대해 공부하고, 팔꿈관절에 흔하게 생길 수 있는 화골성 근염과 과사용증후군의 원인과 증상, 관리 방법에 대하여 알아볼 것입니다.

꼭! 알 아 두 기

1. 관절 저가동성에 대한 비수술적 관리방법
2. 안쪽위관절융기염(내측상과염)의 관리방법
3. 가쪽위관절융기염(외측상과염)의 관리방법
4. 화골성 근염의 치료 시 주의점
5. 위팔근 손상 시 치료와 관련된 주의점

CHAPTER 09 팔꿉관절과 아래팔 복합체

1 관절 저가동성의 비수술적 관리

1 관련된 진단과 증상의 원인
(1) 외상성 급성반응
(2) 탈골
(3) 관절과 연관된 골절
(4) 류마티스 관절염
(5) 청년기 류마티스 관절염
(6) 퇴행성 관절염

2 일반적 손상
(1) 급성기
① 관절 삼출액의 증가
② 근방호
③ 팔꿉관절 굽힘과 폄의 제한
④ 휴식 시 통증
⑤ 엎침과 뒤침 동작의 제한은 골절 또는 탈구, 아탈구 가능성

(2) 아급성기와 만성기
① 아급성기와 만성기에는 관절주머니 패턴이 나타남.
② 팔꿉관절 굽힘 제한이 폄보다 심하게 나타남.
③ 관절놀기(joint play)의 감소와 단단한 끝느낌(firm end-feel) 발생
④ 오래된 관절염의 경우 몸쪽노자관절(근위요척관절)의 엎침, 뒤침 운동 시 단단한 끝느낌과 운동제한 발생
⑤ 먼쪽노자관절(원위요척관절)의 관절염의 경우 과다 압력을 가했을 때 통증 발생

3 일반적 기능 제한
(1) 자동차 시동을 켜거나 문 손잡이를 돌리기 어려움
(2) 문을 열고 닫기 위해 밀거나 당기기 어려움, 통증 발생
(3) 손을 입으로 가져가는 동작, 손을 머리로 가져가는 동작의 제한 발생

(4) 의자에서 일어나기 위해 손으로 밀 때 통증이 발생
(5) 똑바로 팔을 편 상태로 물건을 옮길 수 없음.
(6) 팔 뻗는 동작에 제한

4 관절 관리

(1) 보호기
  ① 환자교육
    a. 급성기의 예상 기간
    b. 급성기 기간 동안 피해야 할 동작 : 팔을 쓰는 들기 또는 밀기동작
  ② 손상부 보호와 윤활액의 염증 감소
    a. 손상 부위의 안정을 위해 팔걸이를 사용하여 고정
    b. 이완자세에서 부드러운 등급Ⅰ 또는 Ⅱ의 신연과 진동기술을 적용
  ③ 물렁조직과 관절의 가동성 유지
    a. 통증 없는 범위에서 굽힘과 폄, 엎침과 뒤침 운동을 PROM, AAROM으로 실시
    b. 통증 없는 범위에서 손목과 아래팔, 팔꿉관절 근육의 다각도 등척성 운동을 실시
  ④ 팔꿉관절의 기능성과 통합성 유지
    a. 어깨관절, 손과 손목관절 동작을 증진
    b. 부기가 있다면 올림시키고 먼쪽에서 몸쪽을 향해 마사지를 적용

(2) 조절된 운동기
  - 관절의 수동 스트레칭과 근억제기술, 관절 유동기법을 통해 가동성 증진
  - 지속적 신연 등급Ⅲ 또는 진동 등급Ⅳ의 관절가동술을 적용
  ① 팔꿉관절 굽힘 증가
    a. 위팔자뼈관절에서 자뼈의 지속적 신연, 관절놀이(joint play) 증진
    b. 위팔노뼈관절에서 노뼈머리(요골두)의 지속적 신연, 관절놀이(joint play) 증진
  ② 팔꿉관절 폄 증가
    a. 위팔자뼈관절에서 자뼈의 지속적인 신연, 관절놀이(joint play) 증진
    b. 위팔노뼈관절에서 노뼈머리의 지속적인 신연, 관절놀이(joint play) 증진
  ③ 노뼈머리의 몸쪽 아탈구 (pushed elbow)
    a. 손이 바깥쪽으로 신장되며, 넘어질 때 발생
    b. 노뼈머리가 등자돌림인대(윤상인대)를 몸쪽으로 밀며, 작은머리(소두)에 끼이게 됨.
    c. 먼쪽 노뼈의 골절과 손배뼈(주상골) 골절을 동반하기도 함.
    d. 골절이 없는 급성기 : 노뼈의 먼쪽 신장으로 노뼈머리를 원위치시킴.
    e. 만성기 : 노뼈를 잡고 먼쪽으로 등급Ⅲ의 지속적 신연을 적용
  ④ 노뼈의 먼쪽 아탈구 (pulled elbow)
    a. 아이의 팔을 갑작스럽게 당길 때, 무거운 물건을 갑자기 들어 올릴 때 발생
    b. 환자는 아래팔을 엎침시키려는 경향이 있음. 뒤침운동에 제한이 발생

c. 제한적이지만 가동성이 있는 관절 주위 조직의 신장운동을 실시
   d. 자가신장법을 교육하여 획득된 범위를 이용하여 능동운동을 실시하도록 함.

 주의

- 위팔근 손상 시 신장운동은 손상조직 뼈되기(골화)의 위험
- 아래팔 골절 후 부정교합은 방사선 판독 후 치료 적용

(3) 기능적 활동기로 복귀
  ① 신장운동과 근력 강화운동
  ② 도수치료와 관절가동술로 가동범위의 회복
  ③ 기능적 활동의 준비

2 팔꿉관절 병변

1 화골성 근염

(1) 증상의 원인
  ① 노뼈머리의 복합골절, 팔꿉관절의 골절과 탈구, 위팔근힘줄의 열상과 같은 외상성 손상
  ② 화상환자, 신경학적 손상환자가 엎드린 자세를 취할 때 합병증으로 발생
  ③ 사고 후 고정기간 동안 팔꿉관절 굽힘근의 과도한 신장

(2) 관리
  ① 마사지와 수동신장, 저항운동은 손상 후 위팔근에는 금기
  ② 팔꿉관절을 고정하여 안정을 유지
  ③ 통증없이 AROM이 가능해지면 일시적으로 벗고 운동을 실시

2 과사용 증후군

(1) 관련된 진단
  ① 가쪽위관절융기염(외측상과염)
  ② 안쪽위관절융기염(내측상과염)

(2) 증상의 원인
  ① 아래팔이나 손목 근육의 반복적 사용
  ② 조직의 강도를 능가하는 긴장이 발생했을 때
  ③ 근힘줄 접합부의 미세한 손상과 부분열상으로 발생

④ 지속적인 자극으로 인한 만성 염증
⑤ 스포츠 활동 시의 과도한 굽힘과 폄 염좌

(3) 일반적인 손상
① 손과 손목 사용 시 팔꿉관절 영역의 통증
② 팔꿉관절 폄 상태에서 손상된 근육을 스트레칭하거나 저항에 대항한 근 수축 시 통증
③ 활동에 필요한 근력과 근지구력이 감소
④ 통증으로 손의 쥐는 능력이 감소
⑤ 안쪽, 가쪽위관절융기 부위와 노뼈머리, 근힘살과 같은 염증 부위 촉진 시 통증

(4) 관리
① 보호기
   a. 스프린트 등을 통한 고정으로 통증, 부종, 근경련의 조절
   b. 폄근 손상 시 콕업 스프린트 (Cock-up Splint) 적용
   c. 손과 손목의 과도한 사용을 제한
   d. 스프린트를 벗고 스트레스가 없는 운동 실시
   e. 통증 범위 내에서 다각도 등척성 운동을 부드럽게 실시
   f. 병변 부위에 견딜 수 있을 정도의 교차섬유 마사지를 적용
   g. 가정 프로그램으로 교차섬유 마사지와 최대하 등척성 운동 실시
   h. 아래팔과 손목관절의 AROM과 어깨관절과 어깨뼈 저항운동으로 팔 기능의 통합성 유지
② 기능 회복기
   a. 억제기법과 수동신장, 교차 섬유 마차지로 반흔조직과 근육의 유연성 증가
   b. MWM 기법을 통한 노자관절의 운동성 회복
   c. 통증없는 다양한 각도의 등척성 운동과 저항기구를 이용한 근력 강화와 근지구력 훈련
   d. 기능훈련과 컨디셔닝을 위한 운동 실시

단원정리문제

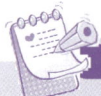

01 팔꿉관절 저가동성의 급성기 증상으로 맞지 않는 것은?

① 근방호
② 관절 삼출액의 증가
③ 휴식 시 통증
④ 엎침과 뒤침 동작의 제한
⑤ 관절주머니 패턴

02 노뼈머리의 몸쪽 아탈구에 대한 설명으로 맞지 않는 것은?

① 노뼈의 먼쪽 신장으로 노뼈머리를 원위치시킨다.
② 아이의 팔을 갑작스럽게 당길 때 발생한다.
③ 노뼈를 잡고 먼쪽으로 등급 Ⅲ의 지속적 신연을 적용한다.
④ 먼쪽 노뼈의 골절과 손배뼈 골절을 동반한다.
⑤ 노뼈머리가 등자돌림인대를 몸쪽부로 밀며, 작은머리에 끼이게 된다.

03 다음 중 팔꿉관절의 만성기 끝느낌으로 맞는 것은?

① soft ② firm ③ hard
④ springy ⑤ empty

단원정리문제 해설

▶ 관절 저가동성의 비수술적 관리 : 급성기
- 관절 삼출액의 증가
- 근방호
- 팔꿉관절 굽힘(굴곡)과 폄의 제한
- 휴식 시 통증
- 엎침과 뒤침 동작의 제한은 골절 또는 탈구, 아탈구 가능성

▶ 노뼈머리의 몸쪽 아탈구 (pushed elbow)
- 손이 바깥쪽으로 신장되며, 넘어질 때 발생
- 노뼈머리가 등자돌림인대(윤상인대)를 몸쪽부로 밀며, 작은머리에 끼이게 됨.
- 먼쪽 노뼈의 골절과 손배뼈(주상골) 골절을 동반하기도 함.
- 골절이 없는 급성기 : 노뼈의 먼쪽 스트레칭으로 노뼈머리를 원위치시킴.
- 만성기 : 노뼈를 잡고 먼쪽으로 등급 Ⅲ의 지속적 신연을 적용
* 노뼈의 먼쪽 아탈구 (pulled elbow) : 아이의 팔을 갑작스럽게 당길 때

▶ 아급성기와 만성기
- 아급성기와 만성기에는 관절주머니 패턴이 나타남.
- 팔꿉관절 굽힘 제한이 폄보다 심하게 나타남.
- 관절놀이(joint play)의 감소와 단단한 끝느낌(firm end-feel) 발생
- 오래된 관절염의 경우 몸쪽노자관절의 엎침, 뒤침운동 시 단단한 끝느낌과 운동 제한 발생
- 먼쪽노자관절(원위요척관절)의 관절염의 경우 과압력을 가했을 때 통증 발생

정답 : 1_⑤ 2_② 3_②

04 팔꿉관절 저가동성의 보호기로 맞는 것은?

> 가. 활액의 염증 감소 나. 환자교육
> 다. 관절의 가동성 유지 라. 손과 손목관절 동작 증진

① 가, 나, 다   ② 가, 다   ③ 나, 라
④ 라   ⑤ 가, 나, 다, 라

05 화골성 근염의 원인으로 맞는 것은?

> 가. 팔꿉관절의 골절과 탈구
> 나. 팔꿉관절 굽힘근의 과도한 신장
> 다. 위팔근힘줄의 열상
> 라. 자뼈머리의 복합골절

① 가, 나, 다   ② 가, 다   ③ 나, 라
④ 라   ⑤ 가, 나, 다, 라

06 과사용증후군의 보호기 단계로 맞지 않는 것은?

① 통증 범위 내에서 다각도 등척성 운동
② 스프린트 등을 통한 고정
③ 저항 기구를 이용한 근력 강화와 근지구력 훈련
④ 폄근 손상 시 콕업 스프린트 (Cock-up Splint) 적용
⑤ 손과 손목의 과도한 사용을 제한

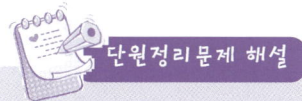

▶ 보호기
- 환자교육
- 손상부 보호와 활액의 염증 감소
- 물렁조직(연부조직)과 관절의 가동성 유지
- 팔꿉관절의 기능성과 통합성 유지 : 어깨관절, 손과 손목관절 동작을 증진

▶ 화골성 근염의 원인
- 노뼈머리의 복합골절, 팔꿉관절의 골절과 탈구, 위팔근힘줄의 열상과 같은 외상성 손상
- 화상환자, 신경학적 손상환자가 엎드린 자세를 취할 때 합병증으로 발생
- 사고 후 고정기간 동안 팔꿉관절 굽힘근의 과도한 신장

▶ 과사용증후군 : 보호기
- 스프린트 등을 통한 고정으로 통증, 부종, 근경련의 조절
- 폄근(신전근) 손상 시 콕업 스프린트 (Cock-up Splint) 적용
- 손과 손목의 과도한 사용을 제한
- 스프린트를 벗고 스트레스가 없는 운동 실시
- 통증 범위 내에서 다각도 등척성 운동을 부드럽게 실시
- 병변 부위에 견딜 수 있을 정도의 교차섬유 마사지를 적용
- 가정 프로그램으로 교차섬유 마사지와 최대하 등척성 운동 실시
- 기능회복기

정답 : 4_⑤ 5_① 6_③

MEMO

Chapter 10

손과 손목

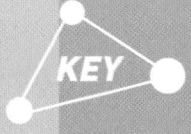

- 손은 팔의 실질적인 기능을 수행하는 부분으로 다양한 물체를 쥐거나 만질 수 있고, 때로는 감정표현과 의사소통의 수단으로도 이용되는 신체분절입니다.
- 뿐만 아니라 뇌로 감각 feed-back을 제공하는 기능도 가지고 있습니다. 이러한 손의 기능은 운동기능에만 국한되는 것이 아니며, 운동 이외의 기능수행에도 매우 중요한 신체분절입니다.
- 동시에 손이 만들어내는 동작들은 매우 다양하며, 정교하다는 특징이 있는데요, 이러한 특징을 이해하기 위해서는 손과 손목의 해부학적인 측면과 임상운동학적인 측면에서의 배경지식이 필요합니다.
- 이번 챕터에서는 이처럼 다양한 기능을 수행하며, 동시에 정교한 운동기능을 수행하는 손과 손목에 대한 물리치료를 공부할 것입니다. 먼저 손과 손목의 저가동성을 일으키는 질환에 대하여 알아보고 그러한 질환에 따른 증상과 치료에 대하여 공부할 것입니다. 이어서 관절 저가동성의 비수술적관리 방법과 과사용으로 인한 손상에 대한 운동치료적 중재를 알아보도록 하겠습니다.

꼭! 알아두기

1. 류마티스 관절염으로 인한 손의 해부학적 변화
2. 류마티스 관절염과 관련되어 나타나는 손의 기능장애
3. 손목굴증후군의 비수술적 관리
4. 섬유힘줄집염의 관리와 관련된 운동치료

CHAPTER 10 손과 손목

1 관절 저가동성의 비수술적 관리

1 관련된 진단과 증상의 원인
(1) 외상
(2) 류마티스 관절염
(3) 퇴행성 관절염
(4) 고정으로 인한 물렁조직(연부조직)의 운동성 장애와 유착

2 일반적인 진단과 손상
(1) 류마티스 관절염
  ① 양쪽 손목과 MCP, PIP 관절의 통증, 종창, 열감, 윤활막염으로 인한 동작의 제한
  ② 외재건과 섬유힘줄집(건초)의 염증, 윤활 증식이 나타남.
  ③ 손의 작용근과 대항근 사이에서 내재근과 외재근 사이에서 진행성 근약화 발생
  ④ 근길이와 근력의 불균형 발생
  ⑤ 부어오른 조직에 의해 정중신경의 입박으로 손목굴증후근 발생
  ⑥ 관절주머니의 약화로 물렁뼈 파괴와 뼈의 침식
  ⑦ 자쪽손목폄근(척측수근신근) 힘줄의 손바닥측 전위와 세모뼈(삼각골)의 손바닥측 아탈구 발생으로 손목 굽힘근힘(굴근력)이 증진
  ⑧ 손목뼈의 자뼈쪽 아탈구로 손목의 노뼈쪽편위 발생
  ⑨ 백조목 변형(swan-neck deformity) : DIP 굽힘, PIP 과다폄
  ⑩ 단춧구멍 변형(boutonniere deformity) : DIP 폄, PIP 굽힘

(2) 뼈관절염
  ① 나이와 반복된 관절의 외상으로 발생
  ② 일반적으로 엄지손가락의 CMC, 손가락의 DIP 관절에 영향을 미침.
  ③ 종창, 열감, 운동 시 제한과 통증 발생
  ④ 관절주머니의 단단한 끝느낌(firm end-feel)과 병변 관절에서의 굽힘과 폄의 제한

(3) 고정 후 저가동성
  ① 관절운동 범위의 감소, 단단한 끝느낌(firm end-feel), 관절놀기(joint play)의 감소
  ② 근력과 근지구력의 약화, 유연성의 감소

3 일반적 기능 제한

(1) 옷입기, 먹기, 치장하기, 화장실 가기와 같은 ADL의 제한
(2) 쥐기와 쓰기, 타이핑 같은 손가락 동작의 제한
(3) 피로와 근약화로 인한 손동작의 기능 상실

4 관절 관리

(1) 보호기
　① 병변 부의 안정을 위해 부목 사용
　② 환자의 일상생활을 분석, 스트레스가 가해지는 동작 수정
　③ 등급 Ⅰ 또는 Ⅱ의 신연과 진동기법을 통한 통증 억제와 윤활 이동의 증진
　④ PROM, AAROM, AROM을 통한 관절과 힘줄, 물렁조직의 운동성 유지
　⑤ 손목과 손의 다각도 근 고정운동
　⑥ 힘줄-활주운동

(2) 기능회복기
　① 관절주머니 신장을 위한 관절가동술 실시
　② 근억제기법을 통한 관절 가동 범위의 증진
　③ 등급Ⅲ의 지속적인 견인 또는 등급Ⅳ의 진동기법을 적용하여 관절놀기의 증진
　④ 아탈구된 자뼈쪽 반달 세모뼈 (척측 반월판 삼각골) 관절의 가동
　⑤ MWM기법을 통한 통증없는 관절 가동범위를 증진
　⑥ 근힘줄 단위에서의 운동성과 신경근 조절의 발달
　⑦ 조절된 힘으로 운동을 진행시켜 신경근 조절과 근력을 증진
　⑧ 일상활동과 관련한 기능적 활동훈련
　⑨ 협응 동작과 섬세하고 민첩성을 요구하는 손가락 운동을 실시

2 관절 저가동성의 병변

1 손목굴 (수근관)증후군

(1) 원인
　① 반복적인 손목 굽힘, 폄 또는 잡기 활동의 결과
　② 섬유힘줄집 (건초)에서 활약의 비후와 반흔 또는 과민, 염증, 힘줄염 (건염)
　③ 손목뼈 (수근골)의 외상, 골절
　④ 임신
　⑤ 류마티스 관절염 또는 뼈관절염
　⑥ 어색한 손목 자세

⑦ 장비 사용으로 인한 지속적 압박

(2) 일반적 손상
① 손의 반복적인 사용으로 인한 통증 증가
② 모지근구와 1, 2 벌레모양근(충양근)에서의 약증과 위축(ape hand 변형)
③ 엄지손가락모음근(무지내전근), 엄지손가락과 2, 3번째 손가락의 폄근 단축
④ 정중신경의 지배를 받는 구역의 감각 저하
⑤ 손목관절과 엄지손가락, 2, 3번째 손가락의 손목손허리관절(수근중수관절)의 가동성 감소

(3) 비수술적 관리
① 부목 : 손목굴에서 압력을 최소화시키고, 원인이 되는 활동으로부터 휴식을 제공
② 생체 역학적 분석 : 손목 또는 팔의 비정상적인 동작을 확인하고 줄이는 방향으로 개선
③ 관절가동술 : 가동술 적용을 통해 손목굴 공간을 증가시킴.
④ 힘줄 활주 운동 : 외재성 힘줄의 가동성 향상을 위해 힘줄 활주 운동을 실시
⑤ 정중신경 가동화를 위한 운동
⑥ 부드러운 다각도 등척성 운동
⑦ 근력 및 지구력 강화
⑧ 환자교육

(4) 수술 후 관리
① 휴식과 부종 조절
② 관절 가동기법 실시
③ 신장운동과 심부 마찰 마사지 적용
④ 근력과 근지구력 강화 훈련

2 섬유힘줄집염, 힘줄염

(1) 원인
① 이완된 근육의 지속적이거나 반복적인 사용
② 류마티스 관절염에 의한 영향
③ 수축성 근육에 과부하 스트레스

(2) 일반적 손상
① 근육이 수축하거나 섬유힘줄집을 통한 힘줄의 활주를 야기시키는 관절의 움직임이 있을 때 통증
② 염증 부위 촉지 시 온열감과 민감통
③ 류마티스 관절염에서는 손목굴 내의 굽힘근 힘줄이나 손목배측 상부와 같이 이환된 섬유힘줄집에서 윤활막의 증식과 종창
④ 근력과 근길이의 불균형
⑤ 고정근의 지구력 저하

(3) 관리
　① 이환된 힘줄의 안정화를 위해 관절에 부목 착용
　② 힘줄과 섬유힘줄집 사이의 가동성 증진을 위해 교차섬유 마사지를 적용
　③ 통증 없는 자세에서 다각도 등척성 운동을 실시
　④ 힘줄 활주운동을 실시
　⑤ 회복기에는 증상을 일으키는 기능적 동작을 분석하여 근력과 근지구력 향상을 위한 운동 프로그램을 실시, 마사지와 신장기법 적용

단원정리문제

단원정리문제 해설

01 류마티스 관절염으로 인한 손의 증상으로 맞는 것을 모두 고르면?

> 가. 백조목 변형(swan-neck deformity)
> 나. 원숭이손 변형(ape hand)
> 다. 손목뼈의 자뼈쪽 아탈구로 손목의 노뼈쪽 편위 발생
> 라. 갈퀴손 변형(claw hand)

① 가, 나, 다　　② 가, 다　　③ 나, 라
④ 라　　　　　　⑤ 가, 나, 다, 라

▶ 류마티스 관절염
 - 손목뼈 (수근골)의 자뼈쪽(척측) 아탈구로 손목의 노뼈쪽(요측) 편위 발생
 - 백조목 변형(swan-neck deformity) : DIP 굽힘(굴곡), PIP 과다폄
 - 단춧구멍 변형(boutonniere deformity) : DIP 폄, PIP 굽힘

02 손 부위 관절 관리 단계에서의 보호기의 중재로 맞지 않는 것은?

① 병변 부위에 고정과 안정을 위해 부목 적용
② 등급Ⅲ 또는 Ⅵ의 신연과 진동기법을 통한 통증 억제와 윤활 이동의 증진
③ 손목과 손의 다각도 근고정 운동 실시
④ 힘줄-활주운동 실시
⑤ 관절 가동범위운동을 통한 운동성 유지

▶ 보호기
 - 병변 부위 안정을 위해 부목 사용
 - 환자의 일상생활을 분석, 스트레스가 가해지는 동작 수정
 - 등급 Ⅰ 또는 Ⅱ의 신연과 진동기법을 통한 통증 억제와 윤활 이동의 증진
 - PROM, AAROM, AROM을 통한 관절과 힘줄(건), 물렁조직(연부조직)의 운동성 유지
 - 손목과 손의 다각도 근고정 운동
 - 힘줄-활주운동

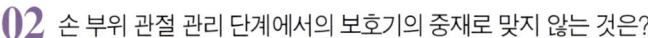

정답 : 1_②　2_②

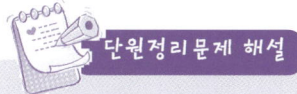

단원정리 문제 해설

03 손목굴증후근의 비수술적 관리에 대한 내용으로 맞지 않는 것은?

① 외재성 힘줄의 가동성 증진을 위한 힘줄 활주운동 실시
② 정중신경 가동화를 위한 운동 실시
③ 신장운동과 심부 마찰 마사지 적용
④ 관절가동술 적용으로 손목굴 공간을 증가
⑤ 부드러운 다각도 등척성 운동

▶ 비수술적 관리
- 부목 : 손목굴(수근관)에서 압력을 최소화시키고, 원인이 되는 활동으로부터 휴식을 제공
- 생체 역학적 분석 : 손목 또는 팔의 비정상적인 동작을 확인하고 줄이는 방향으로 개선
- 관절가동술 : 가동술 적용을 통해 손목굴 공간을 증가시킴.
- 힘줄 활주운동 : 외재성 힘줄의 가동성 향상을 위해 힘줄 활주운동을 실시
- 정중신경 가동화를 위한 운동
- 부드러운 다각도 등척성 운동
- 근력 및 지구력 강화
- 환자교육

04 섬유힘줄집염의 관리에 대한 내용으로 맞는 것을 모두 고르면?

　가. 힘줄의 안정화를 위해 관절에 부목 착용
　나. 가동성 증진을 위한 교차섬유 마사지 적용
　다. 힘줄 활주운동을 실시
　라. 근력과 근지구력 운동 실시

① 가, 나, 다　　② 가, 다　　③ 나, 라
④ 라　　⑤ 가, 나, 다, 라

▶ 관리
- 이환된 힘줄의 안정화를 위해 관절에 부목 착용
- 힘줄과 섬유힘줄집 사이의 가동성 증진을 위해 교차섬유 마사지를 적용
- 통증 없는 자세에서 다각도 등척성 운동을 실시
- 힘줄 활주운동을 실시
- 회복기에는 증상을 일으키는 기능적 동작을 분석하여 근력과 근지구력 향상을 위한 운동 프로그램을 실시, 마사지와 신장기법 적용

정답 : 3_③　4_⑤

MEMO

Chapter 11

엉덩관절

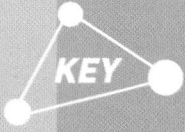

- 3축성 관절이며, 모든 운동을 3면에서 수행 가능한 엉덩관절은 어깨관절과 종종 비교됩니다. 하지만 엉덩관절은 어깨관절과는 달리 머리, 몸통, 팔의 무게를 지지하는 체중부하를 위한 안정적인 관절 구조로 되어 있으며, 어깨관절에 비해 가동성이 적다는 특징이 있습니다.

- 또한 엉덩관절을 공부하는데 있어서 다리로부터의 힘이 엉덩관절을 통해 골반과 몸통으로 전달되어 다른 지절과 함께 활동하게 된다는 점도 알고 있어야 합니다.

- 엉덩관절은 체중부하 관절인 만큼 뼈관절염이 잘 생기는 곳이기도 합니다. 이번 챕터에서는 뼈관절염 또는 기타 관절 병리 등으로 인한 엉덩관절의 가동성 제한이 있을 때 발생 가능한 기능장애와 기능장애로부터의 회복을 위한 운동치료적 중재를 공부할 것입니다.

- 뿐만 아니라 엉덩관절대치술과 넙다리 몸쪽부분 골절수술 이후에 시기별로 적용 가능한 운동치료적 중재에 대해서도 알아볼 것입니다.

꼭!   기

1. 엉덩관절 저가동성을 일으키는 관련된 증상
2. 저가동성 엉덩관절의 단계별 운동치료 중재
3. 엉덩관절대치술의 수술 전 관리
4. 엉덩관절대치술 환자의 수술 후 운동치료 중재
5. 엉덩관절과사용증후근으로 인한 일반적 문제
6. 엉덩관절과사용증후군 환자의 운동치료 중재

CHAPTER 11 엉덩관절

1 관절 저가동성의 비수술적 관리

1 관련된 진단과 증상의 원인

(1) 뼈관절염
  ① 엉덩관절의 가장 흔한 관절 질환
  ② 노화, 관절 외상, 반복적 비정상 스트레스, 비만 또는 질병
  ③ 관절물렁뼈의 파괴 및 소실, 관절주머니 섬유증, 골극 형성과 같은 퇴행성 변화

(2) 기타 관절 병리
  ① RA
  ② 무균성 괴사
  ③ 탈구
  ④ 선천성 기형
  ⑤ 퇴행성 변화

(3) 고정 후 저가동성

2 일반적인 문제

(1) L3 피절을 따라 넙적다리 전부와 무릎을 따라 연관된 부위와 샅굴부 (서혜부)의 통증
(2) 휴식 후 경직
(3) 단단한 끝느낌, 제한된 관절 가동 범위
(4) 통증 보행은 limping gait와 함께 나타남.
(5) 엉덩관절 폄의 제한은 허리뼈의 과다폄과 허리통증을 발생
(6) 손상된 균형과 자세 조절

3 일반적 기능장애

(1) 꾸준한 체중부하와 다리 활동 후 진행되는 통증
(2) 통증은 체중부하를 유발하는 작업과 연관되어 발생
(3) 의자에서 일어나기, 계단 오르기, 목욕, 화장실 사용 등의 일상 생활의 제한

4 관리

(1) 보호기
　① 휴식 시 통증 감소
　　a. 안정 자세에서 등급 Ⅰ 또는 Ⅱ의 진동기술 적용
　　b. 흔들의자에서 다리에 부드러운 진동 제공
　② 체중부하 시 통증 감소
　　a. 엉덩관절 스트레스 감소를 위해 보행을 위한 보조기구 제공
　　b. 신발 높이를 높여 짧은 쪽 다리를 올림.
　　c. 의자 높이를 조절하여 서기와 앉기 동작을 보조
　③ 강직의 영향 감소
　　a. 엉덩관절 가동범위 유지
　　b. 부력 환경에서 가동범위를 수행
　　c. 수영, 부드러운 수중 유산소운동과 같은 비충격 활동을 시작

(2) 조절된 운동과 기능 회복기
　① 등급Ⅲ의 신연과 등급 Ⅲ, Ⅳ의 진동술을 적용
　② 가능한 ROM 끝 범위에서 제한된 관절주머니 조직을 신장
　③ 수동신장과 자가신장
　④ 관절놀기(joint play)와 물렁조직 가동성의 증가
　　a. MWM 기술을 적용, 기술의 적용은 통증이 없는 방향으로 실시
　　b. 안쪽돌림 증가 : 굽힘된 넙다리와 종아리를 안쪽돌림하면서 아래가쪽 활주를 실시
　　c. 굽힘 증가 : 넙다리와 종아리를 잡고 구부리면서 아래가쪽 활주를 실시
　　d. 폄 증가 : 넙다리의 폄과 함께 아래가쪽 활주를 실시
　　e. 체중부하 시 폄 증가 : 의자 위에 정상쪽 발을 올리고 엉덩관절 폄, 무통 방향 측방활주를 실시
　　f. 통증없는 가동범위의 증진
　⑤ 근력 강화와 기능적 향상
　　a. 엉덩관절 근육의 조절을 발달시키는 운동을 실시
　　b. 체중부하 시의 안정과 균형을 향상
　　c. 닫힌 사슬과 체중부하 활동이 가능하면 기능적 운동을 실시
　　d. 체중부하 시의 스트레스를 감소시키기 위해 욕조를 이용
　　e. 저강도 유산소 프로그램으로 수영과 자전거 타기를 실시

2 엉덩관절 수술과 수술 후 관리

1 엉덩관절대치술

(1) 수술 후 관리의 목적

　　　　① 통증없는 엉덩관절
　　　　② 다리의 기능 증진을 위한 안정성 향상
　　　　③ 기능적 활동을 위한 적절한 가동범위와 힘을 제공
　(2) 수술 전 관리
　　　① 환자의 일반적 수준과 장애 수준의 평가
　　　② 수술 절차를 환자와 환자 가족에게 설명
　　　③ 수술 후 주의사항과 자세 및 체중부하 설명
　　　④ 초기 수술 후의 기능적 훈련
　(3) 수술 후 관리
　　　① 고정
　　　　- 약간의 벌림과 중위 돌림으로 고정
　　　② 최대 보호기의 운동
　　　　a. 펌핑운동으로 정맥울혈, 혈전 형성과 폐색전증의 방지
　　　　b. 폐렴 방지를 위한 심호흡 운동과 기침 훈련
　　　　c. 동작 제한과 이동 시 주의를 통한 수술한 엉덩관절의 탈구 또는 아탈구 방지
　　　　d. 기능적 운동 패턴에서 능동 보조운동
　　　　e. 수술한 다리의 넙다리네갈래근, 엉덩관절 폄근, 엉덩관절 벌림근의 등척성 운동
　　　　f. 의자에 앉은 상태에서 무릎관절 굽힘과 폄의 마지막 동작 강조
　　　③ 중등도와 최소 보호기의 운동
　　　　a. 가능한 범위 내에서의 능동 열린사슬, 닫힌사슬 가동범위운동
　　　　b. 근지구력 증진을 위해 저항보다 반복 횟수의 증가 강조
　　　　c. 지속적 자전거 타기, 수영, 수중운동과 같은 유산소 컨디셔닝 프로그램 실시
　　　　d. 보행 동안 균형의 개선과 보행 도구로 체중부하 향상
　　　　e. 기능적 활동으로 근력과 지구력 운동을 통합하여 실시

2 넙다리 몸쪽부분 골절 수술

　(1) 수술 후 관리의 목적
　　　① 환자가 가능한 빨리 일어나 움직이는 것
　　　② 기능 수준의 회복
　(2) 수술 후 관리
　　　① 최대 보호기의 운동
　　　　a. 능동 발목관절 운동(펌핑운동)으로 순환 유지와 혈전 형성 예방
　　　　b. 팔과 힘줄쪽 다리의 근력 개선
　　　　c. 엉덩관절과 무릎관절의 저강도 등척성 운동을 실시
　　　　d. 엉덩관절과 무릎관절의 AAROM 또는 AROM을 실시

② 중등도와 최소보호기의 운동
   a. 짧아진 근육의 유연성 증가
   b. 부분 체중부하 훈련
   c. 양쪽 닫힌 사슬 능동운동 실시
   d. 자전거 또는 트레이드밀 보행으로 심폐지구력 증가

3 과사용증후군의 비수술적 관리

1 과사용증후군

(1) 관련된 진단과 증상의 원인
   ① 돌기(전자) 윤활주머니염 (활액낭염)
   ② 허리근 점액낭염
   ③ 궁둥 - 엉덩부(좌골둔부) 점액주머니염
   ④ 힘줄염과 근육의 당김.

(2) 일반적 문제
   ① 통증 : 손상된 근육의 수축과 신장
   ② 보행 범위 : 통증이 있는 다리의 입각기가 짧아짐.
   ③ 근유연성과 근력의 불균형

(3) 보호기
   ① 염증 조절과 치유의 촉진
   ② 염증조직에 스트레스를 피함.
   ③ 엉덩관절과 엉덩관절 정렬을 위한 신경근 조절 발달

(4) 조절된 운동기
   ① 교차 섬유마사지를 근 또는 힘줄에 적용
   ② 엉덩관절 근육의 길이와 근력의 균형 증진
   ③ 체중부하운동 실시
   ④ 자전거 타기, 평행봉에서 체중 이동 운동 실시

(5) 근력과 심폐지구력의 발달
   – 어려운 수준으로 진행하기 전에 각 운동을 1~3분간 안전하게 실시

(6) 기능 회복기
   ① 근지구력과 균형을 포함한 닫힌 사슬의 기능적 훈련을 실시
   ② 원심성 저항을 증가, 일상으로의 복귀와 스포츠 활동을 위해 속도 조절
   ③ 기능 회복을 위한 기능적 동작훈련

단원정리문제

01 엉덩관절대치술 후 최대보호기의 운동으로 맞지 않는 것은?

① 수술한 엉덩관절의 탈구 또는 아탈구 방지
② 수술한 다리의 넙다리네갈래근, 엉덩관절 폄근, 엉덩관절 벌림근의 등척성 운동
③ 펌핑운동으로 정맥울혈, 혈전 형성과 폐색전증의 방지
④ 의자에 앉은 상태에서 무릎관절 굽힘과 폄의 마지막 동작 강조
⑤ 보행 동안 균형의 개선과 보행 도구로 체중부하 향상

02 엉덩관절 저가동성의 증상으로 맞는 것은?

가. 샅굴부 통증	나. 운동 후 경직
다. limping gait	라. 부드러운 끝느낌

① 가, 나, 다   ② 가, 다   ③ 나, 라
④ 라   ⑤ 가, 나, 다, 라

단원정리문제 해설

▶ 최대보호기의 운동
- 펌핑운동으로 정맥울혈, 혈전 형성과 폐색전증의 방지
- 폐렴 방지를 위함 심호흡 운동과 기침 훈련
- 동작 제한과 이동 시 주의를 통한 수술한 엉덩관절의 탈구 또는 아탈구 방지
- 기능적 운동 패턴에서 능동 보조운동
- 수술한 다리의 넙다리네갈래근, 엉덩관절 폄근, 엉덩관절 벌림근의 등척성 운동
- 의자에 앉은 상태에서 무릎관절 굽힘과 폄의 마지막 동작 강조

▶ 엉덩관절 저가동성의 일반적인 문제
- L3 피절을 따라 넙적다리부 전부와 무릎을 따라 연관된 부위와 서혜부의 통증
- 휴식 후 경직
- 단단한 끝느낌, 제한된 관절 가동범위
- 통증 보행은 limping gait와 함께 나타남.
- 엉덩관절 폄의 제한은 허리뼈의 과다폄과 허리 통증이 발생
- 손상된 균형과 자세 조절

정답 : 1_⑤ 2_②

03 다음 중 엉덩관절 저가동성의 기능회복기 단계의 치료로 맞는 것은?

가. 등급 Ⅰ의 진동	나. 등급 Ⅳ의 진동
다. 등급 Ⅱ의 신연	라. 등급 Ⅲ의 신연

① 가, 나, 다 ② 가, 다 ③ 나, 라
④ 라 ⑤ 가, 나, 다, 라

▶ 기능회복기의 관리
- 등급 Ⅲ의 신연과 등급 Ⅲ, Ⅳ의 진동술을 적용
- 가능한 ROM 끝 범위에서 제한된 관절주머니(관절낭) 조직을 신장
- 수동신장과 자가신장
- 관절놀이(joint play)와 물렁조직(연부조직) 가동성의 증가
- 통증없는 가동 범위의 증진
- 근력 강화와 기능적 향상

04 다음 중 엉덩관절의 굽힘을 증가시키기 위한 MWM 기술의 활주 방향으로 맞는 것은?

① 앞 가쪽 ② 아래 안쪽 ③ 위 가쪽
④ 뒤 안쪽 ⑤ 아래 가쪽

▶ 통증없는 가동범위의 증진
- MWM 기술을 적용, 기술의 적용은 통증이 없는 방향으로 실시
- 안쪽돌림(내회전) 증가 : 굽힘된 넙적다리와 종아리를 안쪽돌림(내회전)하면서 아래 가쪽 활주를 실시
- 굽힘 증가 : 넙적다리와 종아리를 잡고 굽힘하면서 아래 가쪽 활주를 실시
- 폄 증가 : 넙적다리의 폄과 함께 아래 가쪽 활주를 실시
- 체중부하 시 폄 증가 : 의자 위에 정상측 발을 올리고 엉덩관절 폄, 무통 방향 측방활주를 실시

05 넙적다리 몸쪽부분 골절 수술 후 최소보호기의 운동으로 맞는 것은?

① 저강도 등척성 운동
② 능동 발목관절 펌핑운동
③ 양측 닫힌 사슬 능동운동 실시
④ AAROM 실시
⑤ 팔과 힘줄측 다리의 근력 개선

▶ 중등도와 최소보호기의 운동
- 짧아진 근육의 유연성 증가
- 부분 체중부하 훈련
- 양측 닫힌 사슬 능동운동 실시
- 자전거 또는 트레이드밀 보행으로 심폐지구력 증가

정답 : 3_③ 4_⑤ 5_③

Chapter 11 엉덩관절 | 145

06 다음 중 엉덩관절대치술 전 관리의 목적으로 맞지 않는 것은?

① 수술 절차를 환자와 환자 가족에게 설명
② 초기 수술 후의 기능적 훈련
③ 환자의 일반적 수준과 장애 수준의 평가
④ 다리의 안정성 향상
⑤ 수술 후 주의사항과 자세 및 체중부하 설명

▶ 엉덩관절대치술 수술 전 관리
- 환자의 일반적 수준과 장애 수준의 평가
- 수술 절차를 환자와 환자 가족에게 설명
- 수술 후 주의사항과 자세 및 체중부하 설명
- 초기 수술 후의 기능적 훈련

07 엉덩관절의 가장 흔한 관절 질환으로 관절물렁뼈의 파괴 및 소실, 골극 형성과 같은 퇴행성 변화가 일어나는 질환은?

① RA　　　　② 무균성 괴사　　　③ 선천성 기형
④ 뼈관절염　　⑤ 탈구

▶ 뼈관절염
- 엉덩관절(고관절)의 가장 흔한 관절 질환
- 노화, 관절 외상, 반복적 비정상 스트레스, 비만 또는 질병
- 관절물렁뼈(연골)의 파괴 및 소실, 관절주머니(관절낭) 섬유증, 골극 형성과 같은 퇴행성 변화

08 엉덩관절대치술 후 관리의 목적으로 맞는 것은?

> 가. 통증 제거
> 나. 다리의 안정성 향상
> 다. 가동범위 증진
> 라. 수술 후 주의사항 및 자세 설명

① 가, 나, 다　　② 가, 다　　③ 나, 라
④ 라　　　　　⑤ 가, 나, 다, 라

▶ 엉덩관절대치술 수술 후 관리의 목적
- 통증 없는 엉덩관절
- 다리의 기능 증진을 위한 안정성 향상
- 기능적 활동을 위한 적절한 가동범위와 힘을 제공

정답 : 6_④　7_④　8_①

09 엉덩관절의 과사용증후군의 증상으로 맞는 것은?

> 가. 손상된 근육의 수축
> 나. 근 유연성 불균형
> 다. 근력 불균형
> 라. 환측 다리 입각기 길어짐.

① 가, 나, 다   ② 가, 다   ③ 나, 라
④ 라   ⑤ 가, 나, 다, 라

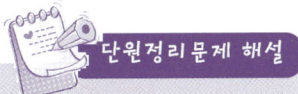

▶ 일반적 문제
 - 통증 : 손상된 근육의 수축과 신장
 - 보행 범위 : 통증이 있는 다리의 입각기가 짧아짐.
 - 근 유연성과 근력의 불균형

10 다음 중 엉덩관절의 과사용증후군의 조절된 운동기에 대한 설명으로 맞지 않는 것은?

① 염증 조절과 치유의 촉진
② 근 또는 힘줄에 교차 섬유마사지 적용
③ 자전거 타기
④ 엉덩관절 근육의 길이와 근력 균형 증진
⑤ 체중부하운동 실시

▶ 조절된 운동기
 - 교차 섬유마사지를 근 또는 힘줄(건)에 적용
 - 엉덩관절 근육의 길이와 근력의 균형 증진
 - 체중부하운동 실시
 - 자전거 타기, 평행봉에서 체중이동운동 실시

정답 : 9_① 10_①

MEMO

Chapter 12

무릎관절

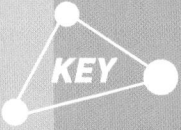

- 무릎관절은 엉덩관절과 발목관절 사이에 위치하며, 인체의 체중이 부하되는 관절입니다. 특히 신체활동 시 증가하는 엄청난 부하를 견디기 위해 무릎관절에는 다른 가동관절에서 볼 수 없는 특별한 구조물들이 있으며, 이러한 구조물은 무릎관절의 특징적인 기능 수행에 필수적인 기능을 수행합니다.

- 다른 관절과 마찬가지로 무릎관절도 주변 관절들과 함께 다리의 기능을 수행을 보조합니다. 무릎관절은 굽힘과 폄기능으로 다리를 기능적 길이를 조절하는 역할을 하며, 체중지지 기능으로 신체을 지탱하고, 걷고, 의자에서 앉고 서는 등의 신체의 이동과 같은 기능을 수행합니다..

- 무릎관절은 엉덩관절과 함께 체중을 지지하는 관절로 뼈관절염이 호발하는 관절 중에 하나입니다. 이번 챕터에서는 무릎관절의 저가동성을 일으키는 뼈관절염과 같은 증상과 증상의 개선을 위한 운동치료에 대하여 알아볼 것입니다. 또한 무릎관절의 특징적인 구조물인 반월상 연골, 십자인대와 같은 구조물의 손상과 관련된 운동치료에 대하여 공부할 것입니다.

꼭! 알아두기

1. 무릎관절 저가동성을 일으키는 관련된 증상
2. 저가동성 무릎관절의 단계별 운동치료 중재
3. 무릎관절 인대 손상의 기전
4. 무릎관절 인대 손상의 비수술적 관리
5. 반월형 연골 손상의 기전
6. 반월형 연골 손상의 비수술적 관리

CHAPTER 12 무릎관절

1 관절 저가동성의 비수술적 관리

1 관련된 진단과 증상의 원인
(1) 류마티스 관절염
(2) 뼈관절염
(3) 관절 외상
(4) 고정기간 후의 관절 제한

2 일반적인 문제, 장애
(1) 활동과 체중부하 시 통증
(2) 보행과 일상생활의 어려움
(3) 의자에 앉기, 일어나기, 계단 오르내리기, 몸을 구부리기, 쪼그리고 앉기 등의 제한

3 관절 관리
(1) 보호기
　① 통증 조절
　　a. 물리치료 기구 사용
　　b. 탄력붕대 또는 부목 적용
   　c. 부드러운 관절 놀기기법
　② 물렁조직과 관절의 유동성 유지
　　a. 통증이 없는 범위 내에서 PROM, AAROM 수행
　　b. 휴식 자세 (굽힘 25°) 등급 Ⅰ 또는 Ⅱ의 견인, 활주를 적용
　③ 근기능 유지와 무릎뼈 유착 방지
　　a. 다각도의 부드러운 등척성 운동
　　b. 최대하 닫힌사슬 근조절
　　c. 다리올림으로 넙다리네갈래근 고정운동
　④ 관절 보호
　　a. 부분적 체중부하, 목발 또는 지팡이 사용으로 걷는 동안의 체중을 팔로 분산시킴.
　　b. 앉거나 서는 동작 계단을 오르는 등 무릎관절 굽힘과 폄 활동을 감소하고, 너무 낮은 의자를 피함.

(2) 조절된 운동과 기능 회복
　① 비활동으로 인한 경직의 감소를 위해 AROM과 체중부하전 근고정기법을 반복 수행
　② 역학적 스트레스로부터 통증 감소를 위해 의자를 높여 앉고, 서는 동작에서 스트레스를 줄이고, 필요 시 보조장구를 이용하여 보행
　③ 등급 Ⅲ 또는 Ⅳ의 진동기법을 적용하여 관절놀기(joint play)와 가동성을 증진
　④ 신장과 신경근 억제기법으로 가동성 증진
　⑤ MWM을 이용한 관절 가동성 증진과 통증없는 무릎관절 트래킹 증진
　⑥ 다각도의 등척성 운동과 열린 사슬 운동으로 넙다리네갈래근과 뒤넙다리근의 근력 강화

(3) 기능 증진
　① 오르기, 앉고 서기, 바닥의 물건 들어올리기와 같은 안전한 신체 역학을 이용한 기능훈련
　② 수영과 같은 수중운동과 수중 유산소운동으로 심혈관계 기능 증진

2 무릎관절의 손상과 기능장애

1 무릎 – 넙다리뼈 (슬개대퇴골)의 기능장애

(1) 감별 진단
　① 무릎 – 넙다리뼈의 불안정성 : 비정상 Q각, 이형성 도르래 (활차), 무릎뼈 알타 등
　② 부정 정렬 또는 생체역학적 기능장애 : 넙다리 전경, 정강뼈의 가쪽 염전, 증가된 기능적 Q각 등
　③ 부정 정렬 없는 무릎 – 넙다리뼈 통증 : 추벽증후군, 지방대 증후군, 힘줄염, 엉덩정강인대 마찰과 같은 물렁조직의 병변

(2) 증상의 병인
　– 직접적 외상, 과다 사용, 해부학적 변화, 물렁조직의 불균형, 퇴행성 변화

(3) 일반적 문제
　① 약화, 억제 또는 안쪽넓은근의 약화 또는 수축 타이밍의 문제
　② 과다 신장된 안쪽 지대인대
　③ 가쪽지대인대, 엉덩정강인대, 또는 무릎뼈 주변 근막 구조의 제한
　④ 무릎뼈의 안쪽 활주의 감소
　⑤ 발의 안쪽번짐
　⑥ 무릎뼈 뒤의 부종
　⑦ 장딴지근, 가자미근, 뒤넙다리근, 넙다리곧은근의 긴장
　⑧ 무릎뼈의 염발음, 부종

(4) 일반적인 기능장애
　① 계단을 오르거나 내려갈 때 통증 또는 부적절한 무릎관절 조절
　② 통증으로 인한 일상생활과 스포츠 활동을 제한

③ 앉거나 쪼그려 앉기와 같이 장시간 굽힘된 무릎관절 자세에서의 통증

(5) 비수술적 관리
  ① 보호기
    a. 안정, 부드러운 움직임, 통증없는 위치에서의 근고정
    b. 보조기 또는 테이프로 무릎뼈를 지지
  ② 기능회복기
    a. 잘못된 무릎뼈 정렬을 교정
    b. 가쪽근막과 엉덩정강인대 정지부의 유연성 증진
    c. 타이트한 구조물의 신장
    d. 통증없는 자세에서 안쪽넓은근의 등척성 운동
    e. 뻗은다리올림으로 안쪽넓은근의 등척성 운동

2 인대 손상

(1) 관련된 진단과 손상의 기전
  ① 주로 스포츠 손상의 결과
  ② 주로 20~40세 사이에서 발생
  ③ 앞십자인대(ACL) 손상이 가장 흔함.

(2) 일반적 손상
  ① 외상 후 수 시간 동안은 부종이 발생하지 않음.
  ② 관절 부종이 없을 때 검사를 한다면 손상된 인대가 스트레스를 받을 때 통증을 느낌
  ③ 완전히 찢어진다면 검사 시 불안정성을 확인
  ④ 혈관 손상이 동반된다면 부종은 즉시 나디니고, 25° 굽힘된 자세로 움직임이 제한됨.

(3) 비수술적 관리
  ① 최대보호기
    a. 삼출액이 자리잡기 전에 검사 시행
    b. 손상의 치료를 위해 냉 적용, 압박, 네갈래근 고정운동을 실시
    c. 관절에 부종이 있을 때 급성 관절 손상과 같이 치료
  ② 조절된 운동 단계
    a. 부종이 감소함에 따라 무릎관절의 굽힘근과 폄근의 AROM 운동을 실시
    b. 체중부하 조절과 근력, 균형, 안정화 운동 등의 실시로 근수행력 증진
    c. 고정 자전거, 트레이드밀 등의 장비를 통한 심폐 기능 증진
    d. 활동 시 스트레스 감소를 위해 보호대 (brace) 착용
    e. 교차섬유 마사지 실시
    f. 기능적 훈련 실시

3 반달판막 (반월판) 열상

(1) 관련된 진단과 손상의 기전
    ① 발이 지면에 고정된 상태에서 넙다리가 안쪽돌림되어 발생
    ② 안쪽반달판막이 바깥반달판막보다 손상 빈도가 높음.
    ③ 안쪽반달판막은 ACL 손상과 동반되어 발생

(2) 일반적 손상
    ① 무릎관절의 급성 잠김 또는 만성적 간헐적 잠김의 원인
    ② 네갈래근(사두근)의 위축
    ③ 무릎관절 완전 폄이 안 되고, 수동 폄 시 스프링같은 끝느낌
    ④ 관절에 부종이 있으며, 굽힘과 폄의 제한
    ⑤ McMurray, Apley gliding 검사 시 양성

(3) 일반적 기능 제한
    ① 급성기에는 환측 체중부하가 어려움
    ② 보행 시 갑작스런 잠김이 발생하고, 안전 상의 문제가 발생

(4) 비수술적 관리
    ① 무릎관절의 잠김없이 다리를 능동적으로 움직일 수 있게 함.
    ② 안쪽반달판막의 수동 도수 정복
    ③ 열린 자세, 닫힌 자세운동 수행으로 근력과 지구력 증진
    ④ 기능적 활동 준비

단원정리문제

01 무릎관절 손상의 보호기 관리 단계에 해당하는 것으로 맞지 않는 것은?

① 무릎뼈 유착 방지
② 완전 폄 자세에서 등급 Ⅰ의 견인
③ 목발 또는 지팡이 사용
④ 다각도의 부드러운 등척성 운동
⑤ 부드러운 관절 놀기기법

02 조절된 운동 단계에서 적용하는 진동기법의 등급으로 맞는 것은?

가. Ⅰ등급	나. Ⅲ등급
다. Ⅱ등급	라. Ⅳ등급

① 가, 나, 다
② 가, 다
③ 나, 라
④ 라
⑤ 가, 나, 다, 라

단원정리 문제 해설

▶ 보호기
- 탄력붕대 또는 부목 적용
- 부드러운 관절 놀기기법
- 휴식 자세 (굽힘(굴곡) 25°) 등급 Ⅰ 또는 Ⅱ의 견인, 활주를 적용
- 근기능 유지와 무릎뼈 유착 방지
- 다각도의 부드러운 등척성 운동
- 최대하 닫힌사슬 근조절
- 부분적 체중부하, 목발 또는 지팡이 사용으로 걷는 동안의 체중을 팔로 분산

▶ 조절된 운동
- 등급 Ⅲ 또는 Ⅳ의 진동기법을 적용하여 관절놀기(joint play)와 가동성을 증진

정답 : 1_② 2_③

03 무릎-넙다리뼈 기능장애의 증상으로 맞지 않는 것은?

① 안쪽넓은근의 약화
② 무릎뼈의 가쪽 활주의 감소
③ 과다 신장된 가쪽 지대인대
④ 무릎뼈의 염발음
⑤ 장딴지근, 가자미근, 뒤넙다리근, 넙다리곧은근의 긴장

04 무릎 - 넙다리뼈 기능장애의 비수술적 기능회복기 단계에 대한 설명으로 맞지 않는 것은?

① 타이트한 구조물의 신장
② 잘못된 무릎뼈 정렬을 교정
③ 안쪽넓은근의 등척성 운동
④ 가쪽근막과 엉덩정강인대 정지부의 유연성 증진
⑤ 통증없는 위치에서의 근고정

05 무릎관절의 인대 손상 중 가장 흔한 것은?

① 앞십자인대
② 뒤십자인대
③ 안쪽 곁인대
④ 가쪽 측부인대
⑤ 궁상인대

▶ 무릎-넙다리뼈 기능장애의 증상
- 약화, 억제 또는 안쪽넓은근 (내측광근)의 약화 또는 수축 타이밍의 문제
- 과다 신장된 안쪽 지대인대
- 가쪽 지대인대, 엉덩정강인대(장경인대), 또는 무릎뼈(슬개골) 주변 근막 구조의 제한
- 무릎뼈의 내측 활주의 감소
- 장딴지근 (비복근), 가자미근, 뒤넙다리근 (슬괵근), 넙다리곧은근 (대퇴직근)의 긴장
- 무릎뼈의 염발음, 부종

▶ 기능 회복기
- 잘못된 무릎뼈 정렬을 교정
- 가쪽근막과 엉덩정강인대 정지부의 유연성 증진
- 타이트한 구조물의 신장
- 통증없는 자세에서 안쪽넓은근의 등척성 운동
- 뻗은다리올림으로 안쪽넓은근의 등척성 운동

▶ 인대 손상
- 전십자인대(ACL)손상이 가장 흔함.

정답 : 3_② 4_⑤ 5_①

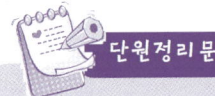

06 무릎관절의 인대 손상 후 조절된 운동 단계의 관리로 맞지 않는 것은?

① 고정 자전거, 트레이드밀 등의 장비를 통한 심폐 기능 증진
② 무릎관절의 굽힘근과 폄근의 AROM 운동
③ 교차섬유 마사지
④ 손상의 치료를 위해 냉 적용
⑤ 보호대(brace) 착용

▶ 조절된 운동 단계
- 부종이 감소함에 따라 무릎관절의 굽힘(굴곡)근과 폄근(신전근)의 AROM 운동을 실시
- 체중부하 조절과 근력, 균형, 안정화 운동 등의 실시로 근수행력 증진
- 고정 자전거, 트레이드밀 등의 장비를 통한 심폐기능 증진
- 활동 시 스트레스 감소를 위해 보호대(brace) 착용
- 교차섬유 마사지 실시
- 기능적 훈련 실시

07 다음 중 반달판막 열상의 손상 기전에 대한 설명으로 맞는 것은?

> 가. 넙다리가 종아리에 대해 안쪽돌림
> 나. 안쪽 반달판막의 손상 빈도 높음
> 다. 안쪽 반달판막은 ACL 손상 동반
> 라. 종아리가 넙다리에 대해 바깥돌림

① 가, 나, 다 ② 가, 다 ③ 나, 라
④ 라   ⑤ 가, 나, 다, 라

▶ 반달판막(반월판) 열상의 진단과 손상 기전
- 발이 지면에 고정된 상태에서 넙다리가 안쪽돌림(내회전)되어 발생
- 안쪽반달판막(내측반월판)이 가쪽반달판막(외측반월판)보다 손상 빈도가 높음.
- 안쪽반달판막(내측 반월판)은 ACL 손상과 동반되어 발생

정답 : 6_④ 7_⑤

Chapter 13

발목관절

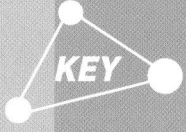

- 발은 다리의 말단을 이루는 구조물로 보행 및 체중부하 시 근 에너지의 소비를 최소화하며, 체중을 지지하는 역할을 하면서 지면으로부터의 충격을 흡수하는 기능을 하고 있습니다.
- 동시에 발목관절은 다리 말단의 운동성을 제공하는 기능도 수행합니다. 체중부하와 충격 흡수와 같은 기능을 수행하면서 동시에 운동성을 제공하는 발목관절은 염좌와 같은 손상이 빈번하게 일어나는 관절입니다.
- 이번 챕터에서는 발목관절의 저가동성을 일으키는 질환에 대하여 알아보고, 이러한 질환에 적절한 발목관절 관리 방법에 대하여 알아볼 것입니다. 이어서 발목관절에서 흔하게 발생하는 염좌와 같은 외상성 손상의 기전과 손상으로 인한 기능 제한, 관리 방법에 대하여 공부할 것입니다.

꼭! 알 아 두 기

1. 발목관절 저가동성과 관련된 진단
2. 발목관절 저가동성에 따른 기능 제한
3. 발목관절 저가동성의 비수술적 관리
4. 발목관절 염좌 시 손상의 위치
5. 발목관절 염좌로 인한 일반적 손상과 기능 제한
6. 발목관절 염좌의 비수술적 관리

CHAPTER 13 발목관절

1 관절 저가동성의 비수술적 관리

1 관련된 진단
  (1) 류마티스 관절염
  (2) 퇴행성 관절 질환과 관절 외상
  (3) 고정 후 경직
  (4) 통풍

2 일반적 문제
  (1) 제한된 동작
  (2) 엄지 외반
  (3) 엄지 경직
  (4) 몸쪽발가락뼈사이관절의 배쪽 탈구
  (5) 갈퀴 발가락
  (6) 몸쪽, 먼쪽 정강관절의 저가동성
  (7) 근 약증과 불충분한 근 지구력
  (8) 손상된 균형과 자세 조절
  (9) 보행 변위

3 일반적 기능 제한
  (1) 통증에 따른 체중부하와 보행, 계단 사용의 어려움
  (2) 보행 감소
  (3) 균형 손실과 낙상 위험의 증가

4 비수술적 관리
  (1) 보호기
    ① 관절 보호와 환자교육
    ② 등급 Ⅰ 또는 Ⅱ의 견인과 진동기법으로 통증 억제
    ③ ROM 운동을 통한 관절 및 물렁조직의 가동성과 근 통합성 유지

(2) 조절된 운동과 기능회복기
 ① 등급 Ⅲ의 신연 또는 등급 Ⅲ, Ⅳ의 진동기법을 적용하여 관절놀기(joint play)와 종속운동의 증진
 ② MWM 기법을 통한 가동범위의 증진과 통증의 감소
 ③ 물렁조직과 근육의 가동성 증진
 ④ 기능적 활동의 준비와 근력의 회복
 ⑤ 보호된 균형운동을 통한 균형 증진
 ⑥ 수중운동, 트레드밀 보행과 같은 저강도의 유산소운동으로 심혈관 기능 증진

2 외상적 물렁조직 손상

1 인대 염좌와 부분 파열

(1) 손상의 기전과 위치
 ① 외상으로 가해진 스트레스에 의해 발목인대 손상
 ② 발목 염좌의 가장 흔한 형태는 앞목말종아리인대의 손상으로 안쪽굽음 스트레스가 원인임.
 ③ 바깥굽음 스트레스에 세모인대의 손상이 발생할 수 있으며, 안쪽복사의 골절이 동반될 수 있음.
 ④ 심한 정도에 따라 관절주머니가 손상되고, 관절 내 병변과 물렁뼈 손상이 동반됨.

(2) 일반적 손상
 ① 불완전 손상된 조직이 스트레스를 받을 경우 통증을 느낌
 ② 완전 열상과 관련된 관절의 과도한 동작이나 불안정성
 ③ 수동적 가동과 균형 결손, 고유 수용 능력의 결함.

(3) 일반적 기능 제한
 ① 증상이 급성일 때 체중부하가 어렵고, 보행에 제한이 생김.
 ② 불안정성으로 손상의 재발
 ③ 낙상의 가능성 증가

(4) 비수술적 관리
 ① 보호기
  a. 관절삼출이 시작되기 전에 검사를 실시
  b. 부기를 줄이기 위해 압박, 올림, 얼음을 사용
  c. 발목을 중립 또는 약간의 발등굽힘과 외반 고정
  d. 필요 시 보행 스트레스 감소를 위한 목발 사용
  e. 근고정과 근육의 완전성 유지, 순환보조를 위해 toe curls 실시
 ② 조절된 운동기
  a. 체중부하 시 부목으로 손상된 인대를 보강

  b. 교차섬유 마사지를 적용
  c. 가동성 유지를 위해 등급Ⅱ의 관절 가동기법 실시
  d. 비체중부하에서 발목관절의 AROM 실시
  e. 저항운동과, 에르고미터, 체중부하운동을 통한 근력과 지구력 안정성 증진
  f. 치유되고 있는 인대의 가동범위 조절과 스트레스 예방을 위해 마지막 범위를 제한
③ 기능적 회복
  a. 고정판, 흔들림판 등에서 체중부하를 하면서 발목 안정성과 균형 능력의 점진적 증진
  b. 걷기, 조깅, 달리기와 같은 체중부하, 조절된 비틀림과 같은 민첩한 활동을 적용
  c. 발목에 부목 또는 테이프 감기 등으로 재손상 예방

단원정리문제

01 발목관절 손상의 기능회복기에 대한 설명으로 맞지 않는 것은?

① 기능적 활동의 준비와 근력의 회복
② 물렁조직과 근육의 가동성 증진
③ 등급 I의 신연과 진동기법
④ 유산소운동으로 심혈관 기능 증진
⑤ 보호된 균형운동을 통한 균형 증진

02 발목관절 손상 시 보호기 관리 방법에 대한 설명으로 맞는 것은?

| 가. ROM 운동 | 나. 관절 보호 |
| 다. 등급 II의 견인 | 라. 환자교육 |

① 가, 나, 다
② 가, 다
③ 나, 라
④ 라
⑤ 가, 나, 다, 라

03 앞목말종아리인대 손상 후 고정자세로 맞는 것은?

① 발등굽힘-안쪽굽음
② 발바닥쪽굽힘-바깥굽음
③ 발등굽힘-바깥굽음
④ 발바닥쪽굽힘-안쪽굽음
⑤ 중립

단원정리 문제 해설

▶ 조절된 운동과 기능회복기
- 등급 III의 신연 또는 등급 III, IV의 진동기법을 적용하여 관절놀이(joint play)와 종속운동의 증진
- MWM 기법을 통한 가동범위의 증진과 통증의 감소
- 물렁조직과 근육의 가동성 증진
- 기능적 활동의 준비와 근력의 회복
- 보호된 균형 운동을 통한 균형 증진
- 수중운동, 트레이드밀 보행과 같은 저강도의 유산소운동으로 심혈관 기능 증진

▶ 보호기
- 관절 보호와 환자교육
- 등급 I 또는 II의 견인과 진동기법으로 통증 억제
- ROM 운동을 통한 관절 및 물렁조직(연부조직)의 가동성과 근 통합성 유지

▶ 고정 자세
- 발목을 중립 또는 약간의 배측굽힘(굴곡)과 바깥굽음 고정

정답 : 1.③ 2.⑤ 3.③

04 발목관절의 손상으로 인한 기능 제한으로 맞는 것은?

> 가. 체중부하의 어려움
> 나. 균형 증가
> 다. 낙상 위험 증가
> 라. 보행 증가

① 가, 나, 다   ② 가, 다   ③ 나, 라
④ 라   ⑤ 가, 나, 다, 라

05 발목관절의 구조 중 가장 손상이 잘 일어나는 인대는?

① 뒤목말종아리인대
② 앞목말종아리인대
③ 뒤정강종아리인대
④ 앞정강종아리인대
⑤ 발꿈치종아리인대

06 발목관절 손상 후 보호기에 대한 설명으로 맞지 않는 것은?

① 부기를 줄이기 위해 압박, 올림, 얼음을 사용
② 발목을 중립 또는 약간의 배측굽힘과 바깥굽음 고정
③ 순환보조를 위해 toe curls 실시
④ 관절삼출이 시작된 후 검사
⑤ 목발 사용

단원정리문제 해설

▶ 일반적 기능 제한
- 통증에 따른 체중부하와 보행, 계단 사용의 어려움
- 보행 감소
- 균형 손실과 낙상 위험의 증가

▶ 발목 염좌의 가장 흔한 형태
- 앞목말종아리인대(전거비인대)의 손상으로 안쪽굽음 스트레스가 원인

▶ 보호기
- 관절삼출이 시작되기 전에 검사를 실시
- 부기를 줄이기 위해 압박, 올림, 얼음을 사용
- 발목을 중립 또는 약간의 배측굽힘(굴곡)과 바깥굽음 고정
- 필요 시 보행 스트레스 감소를 위한 목발 사용
- 근고정과 근육의 완전성 유지, 순환보조를 위해 toe curls 실시

정답 : 4_② 5_② 6_④

Chapter 14

척추

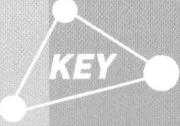

- 척추는 척추의 중심이 되는 추체와 추체의 후상방으로 돌출된 추궁, 추체와 추궁으로부터 만들어지는 척추구멍 그리고 여러 돌기들로 구성됩니다. 이러한 척추뼈가 모여 신체의 기둥 역할을 하는 척주를 구성하고 있습니다.
- 척추 하나하나의 움직임이 척주의 전체적 운동을 만들어내며, 척주의 안정성과 운동성은 신체의 자세와 운동을 하는데 있어서 중심적인 역할을 하고 있습니다. 이렇듯 척추의 정상적 기능은 모든 신체 활동에 있어서 반드시 필요한 요소입니다.
- 척주는 중추신경인 척수와 척수로부터 이어지는 척수신경이 지나는 구조물이기도 합니다. 그렇기 때문에 운동치료 시 관련 영역의 손상을 방지하기 위해 척주의 해부학적 임상 운동학적 배경 지식이 반드시 필요합니다.
- 이번 챕터에서는 신체의 정상적인 자세와 정상 자세에서 중력선이 통과하는 신체 분절에 대해 알아볼 것입니다. 이어서 비정상적인 신체 자세에 대해 알아보고 각각의 비정상적 신체 자세에 따른 운동치료에 대하여 공부할 것입니다.
- 이번 챕터의 마지막 부분에서는 척추원반의 병리로 인한 질환과 기타 척추 관련 질환에 대하여 공부할 것입니다.

꼭! 알아두기

1. 올바른 자세에서 중력선이 지나는 신체 분절
2. 일반적 자세 결함의 원인
3. 자세 결함에 따른 근육의 불균형
4. 자세 결함과 관련된 운동치료 방법
5. 척추원반 병리의 치료 원리
6. 기운목(사경)의 운동치료적 중재

CHAPTER 14 척추

1 자세

1 자세의 정의
(1) 신체의 위치(position)나 태도(attitiude)
(2) 특정한 활동을 하기 위한 신체 부분들과의 연관성 배열 또는 신체를 지지하는 특수한 방식

2 자세의 평형
(1) 머리
  ① 중력선은 머리에서 중쇠 - 뒤통수의 앞쪽 아래로 내려감.
  ② 머리의 균형은 뒤목뼈근의 지속적 수축으로 이루어짐.
  ③ 머리를 앞쪽으로 할 때 근활동이 크게 요구됨.
(2) 몸통(체간)
  - 중력선은 목뼈와 허리뼈를 통과하여 굽음의 균형을 유지
(3) 엉덩관절
  ① 중력선은 신체의 동요에 따라 달라짐.
  ② 엉덩관절을 지날 때는 평형이 유지되므로 외적지지가 필요없음.
(4) 무릎관절
  - 중력선은 관절의 앞쪽에 위치하고 무릎관절의 폄을 유지하려는 경향이 있음.
(5) 발목관절
  - 중력선은 발목관절의 앞쪽에 위치하며, 발목에서 정강뼈를 앞쪽돌림시키는 경향이 있음.

3 자세 손상과 관련된 통증증후군
(1) 자세불량과 자세통증증후군
  ① 자세 결함이란 구조적 제한은 없지만 정상 배열로부터 벗어난 자세
  ② 자세 손상이 계속되어 힘과 유연성에 불균형 발생
  ③ 자세통증증후군은 오랜 기간 자세가 나빠질 때 역학적 스트레스로 인해 통증이 발생

(2) 자세 기능부전
  ① 근약증과 물렁조직의 단축을 포함.
  ② 잘못된 자세를 오래 유지하는 습관, 수술이나 외상 후 유착이나 구축의 형성으로 발생
  ③ 단축된 구조에 압박이 가해져 통증 발생
(3) 습관적인 자세
  ① 올바른 자세는 자세성 기능장애와 통증증후군을 피하기 위해 필요함.
  ② 외상이나 수술 후 구축과 유착에 의한 기능장애를 방지하기 위해 자세훈련이 필요함.
  ③ 어린이의 올바른 자세 습관은 성장뼈의 비정상적 자극과 물렁조직의 적응적 변화를 피하는데 필요함.

4 일반적인 자세 결함

(1) 앞굽음 자세 (Lordotic posture)
  - 허리엉치각의 증가, 허리뼈앞굽음의 증가, 엉덩관절 굽힘, 골반의 전반경사 증가로 인한 허리뼈앞굽음 증가
  - 머리가 앞으로 나오게 하고 등뼈 뒤굽음을 증가시켜 뒤앞굽음자세 (kypholor-dotic posture)라고도 함.
  ① 통증 발생 요소
    a. 앞세로인대 자극
    b. 척추원반의 뒤쪽 공간 또는 척추사이구멍이 작아져 신경근과 경막, 혈관의 압박
    c. 척추 후관절의 압박
  ② 근육의 불균형
    a. 단축 : 엉덩관절 굽힘근 [엉덩허리근, 넙다리근막긴장근, 넙다리곧은근], 허리세움근
    b. 신장 : 엉덩관절 폄근, 배근 [배곧은근, 안쪽, 가쪽 배속빗근, 가로배근]
  ③ 원인
    a. 배근의 약화
    b. 비만
    c. 임신

(2) 이완된 또는 구부정한 자세 (Relaxed or Slouched posture, sway back)
  - 위쪽 허리뼈에서 등뼈 굽힘의 결과로 등뼈 분절이 뒤로 움직이고, 엉덩관절 굽힘의 결과로 골반이 앞쪽으로 움직임.
  - 아래쪽 허리뼈의 앞굽음이 증가하고, 등뼈 뒤굽음이 증가하며, 머리는 앞으로 나아간 자세가 만들어짐.
  ① 통증 발생 요소
    a. 척추와 위쪽 허리뼈에서의 뒤세로인대와 아래쪽 허리뼈(요추)에서의 앞세로인대, 엉덩허리인대의 긴장과 비대칭적 자세
    b. 아래쪽 허리뼈의 척추사이구멍 감소로 신경근과 경막, 혈관의 압박
    c. 아래쪽 허리뼈의 후관절 압박

② 근육의 불균형
   a. 단축 : 위쪽배근 [배곧은근과 배속빗근의 위쪽], 안쪽갈비뼈근, 엉덩관절 폄근, 아래쪽 허리뼈의 폄근
   b. 신장 : 아래쪽배근 [배곧은근과 배속빗근의 아래쪽], 아래쪽 등뼈의 폄근, 엉덩관절 굽힘근
③ 원인
   a. 구부정한 자세를 지속
   b. 자세근의 피로
   c. 근육의 약화

(3) 편평한 허리자세(Flat low-back posture)
- 골반이 뒤로 기울어지고 엉덩관절은 펴짐.
- 허리뼈 앞굽음과 허리엉치각이 감소
① 통증 발생 요인
   a. 정상 신체의 허리뼈 굽음이 부족하거나 충격 흡수 능력의 감소
   b. 뒤세로인대의 긴장
② 근육의 불균형
   a. 단축 : 몸통굽힘근 [배곧은근, 갈비뼈사이근], 엉덩관절 폄근
   b. 신장 : 엉덩관절 굽힘근, 허리 폄근

(4) 둥근등 또는 증가된 뒤굽음(Round back or Increased Kyphosis)
- 머리를 전방으로 내밈.
- 앞당김된 어깨뼈 [둥근어깨], 등뼈의 굽음 증가
① 통증 발생 요인
   a. 뒤세로인대의 긴장
   b. 어깨뼈를 수축시키는 근육과 등뼈세움근의 피로
   c. 가슴문증후군
   d. 목뼈자세증후군
② 근육 불균형
   a. 단축 : 갈비뼈사이근, 큰가슴근, 작은가슴근, 넓은등근, 앞톱니근, 위등세모근, 어깨올림근
   b. 신장 : 어깨뼈 뒤당김근 [마름모근, 가운데등세모근], 등뼈세움근
③ 원인
   a. 운동 시 굽힘운동의 강조
   b. 구부정한 자세 유지로 인한 편평한 허리뼈 자세

(5) 편평한 상부 허리뼈(Flat upper back)
- 편평한 목의 자세, 빗장뼈의 내림, 어깨뼈의 내림, 등뼈의 굽음 증가
① 통증 발생 요인
   a. 자세 유지를 필요로 하는 근의 피로
   b. 등뼈나 목뼈, 갈비뼈 사이의 신경이나 혈관의 압박

② 근육의 불균형
   a. 단축 : 어깨관절 올림의 감소와 어깨뼈 움직임 제한, 어깨뼈 뒤당김근과 등뼈 세움근
   b. 신장 : 앞등뼈부의 갈비뼈사이근, 어깨뼈 내밈근

(6) 옆굽음증 (Scoliosis)
   - 주로 등뼈 부위와 허리뼈 부위에서 나타남.
   ① 구조적 옆굽음
      a. 척추의 돌림과 바깥굽음이 나타남.
      b. 척추체의 돌림은 굽음의 볼록면을 향함.
      c. 등뼈에서는 척주의 돌림과 바깥굽음이 함께 일어남.
   ② 비구조적 옆굽음증
      - 앞쪽과 옆 구부림, 바로 누운자세에서의 자세 변경, 다리의 길이 차 교정으로 치료 가능

5 운동치료

(1) William exercise
   ① 허리뼈 앞굽음 감소운동
   ② 몸통 굽힘운동
   ③ 배근, 큰볼기근, 뒤넙다리근 강화
   ④ 천극근, 엉덩관절 굽힘근 신장

(2) Emblass exercise
   ① 허리뼈 폄운동
   ② 척추원반탈출증 또는 허리통증에 시행
   ③ 운동간 적당한 휴식

(3) Golthwaite exercise
   ① 만성 허리통증에 시행
   ② 척추 배부근의 근력 강화

2 척추원반 병리

1 퇴행성 변형과 손상

(1) 외상에 의한 파열과 부하에 의한 피로 : 외상성 파열과 장시간 부하에 의한 피로로 섬유테 손상이 발생
(2) 축의 과부하 : 디스크의 과도한 축 부하는 종판 손상 또는 척추체 골절의 결과로 나타남.
(3) 연령 : 30~45세 사이에서 호발
(4) 퇴행성 변화
(5) 척추기전의 영향

2 원인

(1) 압박골절
  ① 축을 향한 과도한 압박은 종판 또는 척추체 골절을 일으킴.
  ② 굽힘과 축을 향한 부하는 통증을 증가시킴.
  ③ 신경근의 침범없이 팔다리에 방사통을 일으킴.

(2) 척추원반 돌출
  ① 탈출 : 섬유테의 바깥층과 지지인대 구조에 여전히 포함된 수핵의 탈출
  ② 압출 : 뒤세로인대 아래와 섬유테의 바깥층을 통해 수핵이 탈출
  ③ 자유 격리 : 압출된 수핵이 탈출된 위치로부터 벗어남.

(3) 조직액 정체
  ① 지속된 굽힘 자세에 의한 지속적 부하는 변형과 수핵의 이동을 일으킴.
  ② 갑작스런 폄은 수핵의 재분배없이 손상을 야기함.

3 발병과 증상

(1) 20~25세 사이에서 많이 발생하지만, 30~40세 사이에서 가장 빈번하게 발생함.
(2) 앉은 자세를 취하거나 밤에 휴식 시에 점차적으로 증가
(3) 증상은 앉은자세, 앞쪽굽힘, 기침, 계단 이용 시에 증가
(4) 일반적으로 L4~L5, S1~S2에서 가장 빈번하게 발생함.

4 치료의 원리

(1) 자세 변화와 활동의 효과
  - 자세와 활동은 척추원반 내압에 영향을 줌.
(2) 수분 정체와 억제의 효과
  - 누운 상태에서는 척추원반의 압력이 감소하여 수핵이 수분을 흡수하게 되고 압력을 균등하게 함.
(3) 장시간 폄의 효과
  - 당김(견인)을 통한 압력 감소를 통해 흡수 현상이 나타남.
(4) 굽힘과 폄의 효과
  - 약간의 앞쪽굽힘 자세에서의 휴식은 수핵을 위한 잠재적 공간을 만들어 통증을 경감시킴.
(5) 등척성 활동의 효과
  - 등척성 활동은 척추원반 내압을 정상보다 상승시키므로 급성기 동안 반드시 피해야 함.
(6) 근부목 효과
  - 근부목 효과는 압력을 가중시켜 급성 척추원반 병변을 동반함.

3 급성기 척추 질환의 일반적 관리 지침

1 증상 완화를 위한 자세 설정

(1) 폄 편중
① 환자의 증상이 폄 자세에서 감소
② 굽힘 자세는 척추원반 전방 부위와 척추 후관절에 부하를 주고 문제를 일으킴.

(2) 굽힘 편중
① 환자의 증상이 굽힘자세에서 감소되며, 폄운동이 제한
② 척추뼈 협착증, 척추증, 척추분리증과 같은 척추사이구멍(추간공)이나 척추관 손상으로 나타남.

(3) 비체중부하
① 누워 있을 때나 견인을 할 때와 같이 체중부하가 없을 때 환자의 증상이 감소
② 서 있거나 걷고, 뛰고, 기침할 때 증상이 악화됨.

2 환자교육과 치료

- 허리뼈 자세를 위해서 골반경사를 이용하고, 목뼈에서는 턱을 당기고 머리를 끄덕이는 듯한 자세가 증세를 감소시키고 가장 편안한 자세라는 것을 환자에게 교육
- 필요하다면 급성기 동안 코르셋이나 목뼈보조기 등을 사용하여 지지
- 견딜 수 있다면 환자는 기능적인 자세로 척추를 보호하고 있는 동안 가능한 동작을 수행하는 것을 배움.

4 척추와 관련된 질환

1 선천적 기운목 (사경)

(1) 원인
① 자궁 내 혹은 출생 시 목빗근(흉쇄유돌근)이 섬유화되고 단축되어 발생
② 태아의 나쁜 자세, 신경 손상, 근육에 대한 직접적인 외상으로 형성

(2) 관리
① 부드러운 PROM, 신장 등의 방법을 적용
② 머리를 단축된 측이 길어지도록 돌림시키고 옆굽힘시킴.
③ 같은 방법으로 목갈비근을 신장

2 비대칭성 약증

(1) 원인
① 편마비
② 강한 근육이 머리를 근 약증이 있는 쪽으로 돌리게 함.

(2) 관리
- 약증이 있는 근육에 신경지배와 조절이 가능하다면 근력운동을 실시

3 히스테리성 기운목 (사경)

(1) 원인
- 여러 가지 원인이 있음.

(2) 관리
① 치료적 중재는 반대편 근육의 저항운동과 유연성을 유지할 수 있는 ROM 운동으로 구성
② 환자가 긴장이 있다면 이완 운동을 적용함.

5 당김(견인)

1 당김의 효과

(1) 척추의 기계적 연장
① 척추 근육의 신장
② 인대와 작은관절주머니 긴장을 발생
③ 척추 상호 간에 척추구멍의 확대
④ 척추의 굽음을 바르게 신장
⑤ 후관절의 활주
⑥ 척추원반(추간판) 핵돌출을 평편하게 함.

(2) 척추 분리에 영향을 미치는 요인
① 척추의 위치
 a. 당김 장치를 사용하기 전에 취한 굽힘의 각도가 크면 클수록 척추 분리가 큼.
 b. 척추 몸통의 뒷면 간격은 커짐.
② 당김각
 a. 목뼈 : 가장 최대로 신장할 수 있는 당김각은 35°
 b. 허리뼈 : 골반의 후부쪽으로부터 잡아당기는 장치가 척추의 굽음을 감소시키는데 유리함.
③ 당기는 힘
 a. 목뼈 : 마찰이 없는 상황에서 전체 체중의 약 7%를 적용
 b. 허리뼈 : 최소한의 마찰력을 제거하고 전체 체중의 1/2 정도를 적용

2 후관절 가동성

(1) 다양한 자세와 척추에서 작용한 힘에 의한 가동성 효과
① 추간관절면 표면의 미끄러짐 또는 전위
② 추간관절면 표면의 신연 또는 분리

③ 추간관절면 표면의 접근과 압박
  (2) 후관절 표면운동 방향에 영향을 주는 요소
    ① 척추의 굽힘
    ② 척추의 옆굽음
    ③ 척추의 돌림

3 근육 이완

  (1) 이완 효과
    ① 근방호나 경련으로부터 오는 통증 감소
    ② 척추 분리 증가
  (2) 이완하는 정도에 영향을 주는 요소
    ① 환자의 자세
    ② 척추의 위치
    ③ 적용기간
    ④ 힘

4 통증 감소

  (1) 통증 감소 효과
    ① 기계적 효과
        a. 통증 부위의 운동은 순환과 순환 상 울혈로부터 협착증을 감소시킴.
        b. 척추사이구멍을 지나가는 경막과 혈관, 신경근에 주어지는 압박을 완화
        c. 순환이 향상되어 유해한 화학적 자극을 감소
        d. 체절의 가동성을 증가시킴.
        e. 뻠이나 제한된 운동으로부터 야기되는 통증을 감소시킴.
    ② 신경·생리학적인 영향
        a. 기계적 수용기의 자극은 척수나 뇌간에 유해 자극 전달을 차단
        b. 반사적 근방호 억제는 인접한 근육의 수축으로부터 생기는 불편함을 감소시킴.
  (2) 통증 감소에 영향을 주는 요소
    ① 환자의 자세
    ② 척추의 자세
    ③ 힘과 시간

5 당김의 정의 및 설명

(1) 적용의 종류
  ① 정적 또는 지속적 당김
  ② 간헐적 당김

(2) 적용 방식
  ① 기계적 당김
  ② 도수적 당김
  ③ 자세적 당김

6 적응증

(1) 척수신경근 충돌
  ① 수핵탈출증
  ② 인대 침해, 척수분리증, 부종과 척추전위증으로 인한 척추와 척추구멍의 협착증
(2) 기능장애와 퇴행성 변화로부터의 관절의 저운동성
(3) 후관절 증세로 인한 관절 통증
(4) 근육경련과 근보호
(5) 반달판막 차단

7 제한점과 금기증

(1) 제한점
  ① 척추 분리 효과가 일시적일지라도 완화 효과는 반사적 통증 주기를 차단하는 것을 돕기에 충분함.
  ② 표준이 되는 프로토콜이 없음.
  ③ 종축 방향의 당김력은 특정 척수 수준이 아닌 전체 척추에 영향을 줌.

(2) 금기증
  ① 척추 이상이나 질환이 진행성인 경우
  ② 당김 치료에 의해 약화된 염증이나 급성 좌상, 염좌, 통증 증상이 증가되는 경우
  ③ 척추의 과운동성
  ④ 목뼈의 류마티스 관절염
  ⑤ 지지인대의 괴사 가능성으로 인한 불안정성
  ⑥ 척수 손상을 줄 수 있는 탈구 또는 아탈구가 있는 경우
  ⑦ 척수의 악성 종양, 뼈엉성증, 감염 등
  ⑧ 임산부 : 척추 분리 효과가 일시적일지라도 완화 효과는 반사적 통증 주기를 차단하는 것을 돕기에 충분함.
  ⑨ 표준이 되는 프로토콜이 없음.
  ⑩ 세로축 방향의 당기는 힘은 특정 척수 수준이 아닌 전체 척추에 영향을 줌.

8 일반적인 적용 절차

(1) 먼저 도수 당김으로 검사해서 환자에게 적절한 당기는 법을 결정함.
(2) 도수적 당김, 자세성 당김, 기계적 당김 중 사용할 당김법을 결정
(3) 환자가 최대한 편안하고 이완을 할 수 있는 자세를 선택함.
(4) 강도와 당김 시간을 결정
(5) 기계적 당김을 사용할 경우 안전 수칙을 확인

단원정리문제

01 올바른 자세에서 신체 중력선의 위치에 대한 설명으로 맞지 않는 것은?

① 머리 : 중쇠 - 뒤통수의 전방 아래로 내려감.
② 몸통 : 목뼈와 허리뼈를 통과하여 굽음 유지
③ 엉덩관절 : 엉덩관절을 지나감.
④ 무릎관절 : 무릎관절의 앞쪽에 위치
⑤ 발목관절 : 발목관절의 뒷쪽에 위치

02 만성적 허리통증에 적용 가능한 운동으로 맞는 것은?

① William exercise
② Golthwaite exercise
③ Emblass exercise
④ Buerger's exercise
⑤ Mackenzie exercise

03 허리뼈 앞굽음 자세에서 단축되는 구조물로 맞지 않는 것은?

① 배곧은근
② 넙다리근막긴장근
③ 넙다리곧은근
④ 엉덩허리근
⑤ 요추 폄근

단원정리 문제 해설

▶ 자세의 평형
- 머리 : 중력선은 머리에서 중쇠-뒤통수(환추-후두관절)의 앞쪽 아래로 내려감.
- 몸통 : 중력선은 목뼈와 허리뼈를 통과하여 굽음(만곡)의 균형을 유지
- 엉덩관절 : 중력선은 신체의 동요에 따라 달라짐. 엉덩관절을 지날 때는 평형이 유지되므로 외적지지가 필요 없음.
- 무릎관절 : 중력선은 관절의 앞쪽에 위치하고, 무릎관절의 폄을 유지하려는 경향이 있음.
- 발목관절 : 중력선은 발목관절의 앞쪽에 위치하며, 발목에서 정강뼈를 앞쪽 돌림시키는 경향이 있음.

▶ Golthwaite exercise
- 만성 허리통증에 시행
- 척추 배부근의 근력 강화

▶ 허리뼈 앞굽음증의 근육 불균형
- 단축 : 엉덩관절(고관절) 굽힘(굴곡)근 (엉덩허리근(장요근), 넙다리근막긴장근(대퇴근막장근), 넙다리곧은근(대퇴직근)), 요추 폄근(신전근 ; 기립근)
- 스트레칭 : 엉덩관절(고관절) 폄근 (신전근), 복근 (배곧은근 (복직근), 안쪽, 가쪽 배속빗근 (내외복사근), 가로배근 (횡복근))

정답 : 1_⑤ 2_② 3_①

04 허리뼈 앞굽음증의 원인으로 맞는 것을 모두 고르면?

| 가. 복근의 약화 | 나. 비만 |
| 다. 임신 | 라. 엉덩관절 굽힘근의 약화 |

① 가, 나, 다　　② 가, 다　　③ 나, 라
④ 라　　　　　⑤ 가, 나, 다, 라

▶ 허리뼈 앞굽음증의 원인
- 근육의 불균형(엉덩관절 굽힘근과 허리뼈 폄근의 단축, 엉덩관절 폄근(신전근)과 복근의 신장과 약화)
- 비만
- 임신

05 둥근등 (round back)의 자세 특징으로 맞는 것을 모두 고르면?

가. 등뼈의 굽음 감소
나. 뒤세로인대의 긴장
다. 어깨뼈 뒤당김
라. 가슴문증후군의 발생

① 가, 나, 다　　② 가, 다　　③ 나, 라
④ 라　　　　　⑤ 가, 나, 다, 라

▶ 둥근등
- 머리를 전방으로 내밈.
- 전인된 어깨뼈(둥근어깨), 등뼈의 굽음 증가

06 허리뼈 앞굽음증의 발생 요인으로 맞는 것은?

① 엉덩허리근 신장
② 엉덩관절 폄근의 단축
③ 구부정한 자세의 지속
④ 임신
⑤ 배곧은근의 신장

▶ 허리뼈 앞굽음증의 원인
- 근육의 불균형(엉덩관절 굽힘근과 허리뼈 폄근의 단축, 엉덩관절 폄근(신전근)과 배근의 신장과 약화)
- 비만
- 임신

정답 : 4_① 5_③ 6_④

07 허리뼈 앞굽음 자세의 특징으로 맞는 것을 모두 고르면?

> 가. 허리엉치각의 감소
> 나. 허리뼈 앞굽음의 증가
> 다. 엉덩관절 폄
> 라. 골반의 전방경사 증가

① 가, 나, 다   ② 가, 다   ③ 나, 라
④ 라   ⑤ 가, 나, 다, 라

08 몸통굽힘근 강화를 통한 허리뼈 앞굽음증 감소운동은?

① Buerger's exercise   ② Emblass exercise
③ Golthwaite exercise   ④ William exercise
⑤ Mackenzie exercise

09 엠블라스 운동에 대한 설명으로 맞는 것을 모두 고르면?

> 가. 골반의 후방경사를 강조   나. 허리뼈의 폄운동
> 다. 배근의 강화   라. 척추원반탈출증에 시행

① 가, 나, 다   ② 가, 다   ③ 나, 라
④ 라   ⑤ 가, 나, 다, 라

▶ 앞굽음(전만) 자세(Lordotic posture)
- 허리엉치 각의 증가, 허리뼈 앞굽음의 증가, 엉덩관절 굽힘(굴곡), 골반의 전반경사 증가로 인한 허리뼈 앞굽음 증가
- 머리가 앞으로 나오게 하고 등뼈(흉추) 뒤굽음(후만)을 증가시켜 앞·뒤 굽음 자세(kypholordotic posture)라고도 함.

▶ William exercise
- 허리뼈 앞굽음 감소운동
- 체간굽힘(굴곡)운동
- 배근, 큰볼기근(대둔근), 뒤넙다리근 강화
- 천극근, 엉덩관절 굴근 신장

▶ Emblass exercise
- 허리뼈 폄운동
- 척추원반(추간판)탈출증 또는 허리통증에 시행
- 운동간 적당한 휴식

정답 : 7_③ 8_④ 9_③

10 척추원반탈출증에 대한 설명으로 맞는 것을 모두 고르면?

> 가. 섬유테의 손상으로 인한 수핵의 탈출이 원인
> 나. 굽힘된 자세에서의 갑작스런 폄으로 발생
> 다. 압박골절 시 신경근의 침범없이 방사통 발생
> 라. 탈출된 수핵에 의해 신경근이 압박되어 증상 발현

① 가, 나, 다 ② 가, 다 ③ 나, 라
④ 라 ⑤ 가, 나, 다, 라

▶ 척추원반탈출증
- 모두 맞는 내용임.
- 축을 향한 과도한 압박은 종판 또는 척추체 골절을 일으킴.
- 굽힘과 축을 향한 부하는 통증을 증가시킴.

11 척추원반탈출증의 치료에 대한 설명으로 맞지 않는 것은?

① 등척성 활동을 통해 급성기 통증을 감소시킨다.
② 근 부목 효과는 압력을 가중시켜 증상을 악화시킨다.
③ 당김을 통한 압력 감소를 통해 흡수 현상이 나타난다.
④ 누운 상태에서는 척추원반의 압력이 감소한다.
⑤ 약간의 앞쪽굽힘 자세는 통증을 경감시킨다.

▶ 등척성 활동은 척추원반(추간판) 내압을 정상보다 상승시키므로 급성기 동안 반드시 피해야 함.

12 척추원반탈출증의 발병과 증상으로 맞는 것을 모두 고르면?

> 가. 앞쪽굽힘 시 통증이 증가한다.
> 나. L1~L2에서 가장 빈번하게 발생한다.
> 다. 앉은자세에서 증상이 심해진다.
> 라. 40~50세 사이에서 가장 많이 발생한다.

① 가, 나, 다 ② 가, 다 ③ 나, 라
④ 라 ⑤ 가, 나, 다, 라

▶ 발병과 증상
- 20~25세 사이에서 많이 발생하지만 30~40세 사이에서 가장 빈번하게 발생함.
- 앉은자세를 취하거나 밤에 휴식 시에 점차적으로 증가
- 증상은 앉은자세, 앞쪽굽힘, 기침, 계단 이용 시에 증가
- 일반적으로 L4~L5, S1~S2에서 가장 빈번하게 발생

정답 : 10_⑤ 11_① 12_②

13 급성기 척추 질환의 관리 지침으로 맞는 것을 모두 고르면?

> 가. 필요 시 코르셋이나 목뼈보조기를 사용한다.
> 나. 턱을 당기고 머리를 끄덕이는 듯한 자세를 교육시킨다.
> 다. 증상 완화를 위한 환자의 자세를 결정한다.
> 라. 뻗은다리 올림운동으로 엉덩관절 굽힘근 근력 향상시킨다.

① 가, 나, 다　　② 가, 다　　③ 나, 라
④ 라　　　　　⑤ 가, 나, 다, 라

14 선천적 기운목에 대한 설명으로 맞는 것을 모두 고르면?

> 가. 목빗근이 섬유화되고 단축되어 발생한다.
> 나. 고개가 한쪽으로 측방굽힘 되고, 동측 돌림이 있다.
> 다. 오른쪽 가쪽굽힘이 있다면 오른쪽 목빗근을 신장시킨다.
> 라. 목갈비근 근력을 증진시킨다.

① 가, 나, 다　　② 가, 다　　③ 나, 라
④ 라　　　　　⑤ 가, 나, 다, 라

15 척추 당김의 효과로 맞지 않는 것은?

① 척추 근육의 신장
② 척추 후관절의 활주
③ 척추의 굽음을 바르게 신장
④ 척추구멍의 확대
⑤ 인대와 작은관절주머니를 이완

단원정리 문제 해설

▶ 환자교육과 치료
- 허리뼈 자세를 위해 골반경사를 이용하고, 목뼈에서는 턱을 당기고 머리를 끄덕이는 듯한 자세가 증세를 감소시키고, 가장 편안한 자세라는 것을 환자에게 교육
- 필요하다면 급성기 동안 코르셋이나 목뼈보조기 등을 사용하여 지지
- 견딜 수 있다면 환자는 기능적인 자세로 척추를 보호하고 있는 동안 가능한 동작을 수행하는 것을 배움.

▶ 선천적 기운목(사경)
- 자궁 내 혹은 출생 시 목빗근(흉쇄유돌근)이 섬유화되고 단축되어 발생
- 부드러운 PROM, 신장 등의 방법 적용
- 머리를 단축된 쪽이 길어지도록 돌림시키고 옆굽힘시킴.
- 같은 방법으로 목갈비근(사각근)을 신장

▶ 당김의 효과
- 척추 근육의 신장
- 인대와 소관절주머니(소관절낭) 긴장을 발생
- 척추 상호 간에 척추구멍(추공)의 확대
- 척추의 굽음을 바르게 신장
- 후관절의 활주
- 척추원반(추간판) 핵돌출을 평편하게 함.

정답 : 13_① 14_② 15_⑤

16 허리뼈의 당기는 힘으로 맞는 것은?

① 체중의 1/2
② 체중의 1/3
③ 체중의 1/4
④ 체중의 1배
⑤ 체중의 2배

▶ 당기는 힘
- 목뼈 : 마찰이 없는 상황에서 전체 체중의 약 7%를 적용
- 허리뼈 : 최소한의 마찰력을 제거하고 전체 체중의 1/2 정도를 적용

17 후관절의 표면운동 방향에 영향을 주는 요소로 맞는 것은?

| 가. 돌림 | 나. 가쪽굽힘 |
| 다. 굽힘 | 라. 폄 |

① 가, 나, 다
② 가, 다
③ 나, 라
④ 라
⑤ 가, 나, 다, 라

▶ 후관절 표면운동 방향에 영향을 주는 요소
- 척추의 굽힘
- 척추의 측굴
- 척추의 돌림

18 당김 시 이완의 정도에 영향을 주는 요소로 맞지 않는 것은?

① 척추의 위치
② 당김력
③ 통증 유무
④ 환자의 자세
⑤ 적용기간

▶ 이완하는 정도에 영향을 주는 요소
- 환자의 자세
- 척추의 위치
- 적용기간
- 힘

정답 : 16_① 17_① 18_③

Chapter 14 척추 | 179

19 당김 시 통증 감소의 효과로 맞지 않는 것은?

① 체절의 가동성을 감소
② 척추사이구멍을 지나가는 경막과 혈관, 신경근에 주어지는 압박을 완화
③ 순환과 순환 상 울혈로부터 협착증을 감소
④ 뺌이나 제한된 운동으로부터 야기되는 통증을 감소
⑤ 순환이 증가되어 유해한 화학적 자극을 감소

20 척추 당김의 적용 절차로 맞지 않는 것은?

① 기계적 당김을 사용할 경우 안전수칙을 확인
② 도수적 당김, 자세성 당김, 기계적 당김 중 적절한 당김법 결정
③ 강도와 당김 시간을 결정
④ 환자가 최대한 편안하고 이완을 할 수 있는 자세를 선택
⑤ 먼저 기계적 당김으로 검사

▶ 통증 감소 효과
- 통증 부위의 운동은 순환과 순환 상 울혈로부터 협착증을 감소
- 척추사이구멍을 지나가는 경막과 혈관, 신경근에 주어지는 압박을 완화
- 순환이 향상되어 유해한 화학적 자극을 감소
- 체절의 가동성을 증가
- 뺌(염좌)이나 제한된 운동으로부터 야기되는 통증을 감소

▶ 일반적인 적용 절차
- 먼저 도수 견인으로 검사해서 환자에게 적절한 당김법을 결정함.
- 도수적 당김, 자세성 당김, 기계적 당김 중 사용할 당김법을 결정
- 환자가 최대한 편안하고 이완을 할 수 있는 자세를 선택함.
- 강도와 당김 시간을 결정
- 기계적 당김을 사용할 경우 안전수칙을 확인

정답 : 19_① 20_⑤

Chapter 15

산과환자를 위한 운동

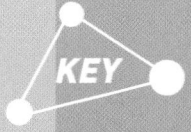

- 임신기간 동안은 여성의 신체적 변화가 나타는 시기로 특히 물리치료의 중재가 필요한 근골격계의 변화가 많이 나타납니다. 물리치료사는 임신 중인 여성환자의 물리치료 시 건강유지에 일차적인 초점을 맞추고 신체적 변화를 관찰하여야 하며, 신체적 변화로 인해 나타날 수 있는 잠재적 위험과 기능상실에 대해서도 예측할 수 있어야 합니다.

- 임신으로 인한 신체적 변화는 임신과 함께 시작되어 출산 이후까지 지속됩니다. 따라서 산과환자에 대한 물리 치료는 임신초기부터 출산 후까지 지속적으로 적용되어져야 합니다.

- 산과환자를 위한 물리치료는 조금은 생소한 부분일 수도 있습니다. 하지만 산과환자를 위한 물리치료는 반드시 여성의 건강의 위해 반드시 필요한 영역이며, 여성의 건강과 관련된 특수한 물리치료는 물리치료의 영역을 확장하는데도 기여할 것입니다.

- 이번 챕터에서는 임신으로 인한 신체의 해부·생리학적 변화와 임신으로 인해 야기되는 병리학적 증상들에 대하여 공부하고, 이를 바탕으로 출산을 전후하여 적용 가능한 운동치료적 중재에 대하여 공부할 것입니다.

꼭! 알아두기

1. 임신으로 인한 근골격계의 변화
2. 임신으로 인한 자세와 균형의 변화
3. 배곧은근 이개의 정의와 중재
4. 골반저 기능장애의 중재
5. 임신과 출산 후 운동치료 중재
6. 산과환자의 운동치료 금기증

CHAPTER 15 산과환자를 위한 운동

1 임신으로 인한 해부·생리학적 변화

1 체중의 증가
- 임신기간 동안의 바람직한 체중 증가는 평균 25~27 파운드 (11~13kg)

2 기관계의 변화
(1) 골반 내 장기, 근막과 인대
 ① 자궁은 임신 전 크기인 5~10cm에서 25~36cm로 커짐.
 ② 임신 말기에는 크기는 5~6배, 용적은 3,000~4,000배, 무게는 20배 증가
 ③ 자궁이 위로 팽창하여 골반을 떠나면 골반기관이기보다 복부기관이 됨.
 ④ 골반기관에 연결된 인대는 관절 구조를 지지하는 인대보다 더 섬유탄성적임.
 ⑤ 원인대(원삭인대), 자궁넓은인대(자궁광간막), 자궁엉치인대(자궁천골인대)가 자궁을 지지

(2) 비뇨기계
 ① 콩팥의 길이가 1cm 늘어남.
 ② 자궁이 커지기 때문에 뇨관은 수직으로 방광에 들어감.
 ③ 방광에 소변이 역류할 가능성이 높아져 요로 감염의 위험이 증가함.

(3) 호흡기계
 ① 임신 초기호르몬의 변화로 상부 호흡기도의 부기와 조직울혈이 발생하고, 상부 호흡기 분비물이 증가함.
 ② 자궁 확장이 일어나기 전 호르몬의 작용으로 갈비뼈의 위치가 변함.
 ③ 갈비뼈 아래각이 점차 커지며, 갈비뼈가 위쪽 밖으로 벌어짐.
 ④ 가로막은 4cm 정도 올라감.
 ⑤ 호흡률은 변화하지 않지만 호흡의 깊이가 증가함.
 ⑥ 산소 소비량이 15~20% 정도 증가함.
 ⑦ 임신 초기 20주까지는 약간의 호흡곤란이 있을 수 있음.

(4) 심혈관계
 ① 혈액량은 임신 동안 점진적으로 35~50%(1.5~2L) 정도 증가하여 분만 6~8주 후 정상으로 돌아옴.
 ② 혈장의 증가는 적혈구보다 훨씬 더 많이 증가하며, 생리학적 빈혈을 초래함.
 ③ 다리의 정맥압은 자궁 크기의 증가와 정맥 팽창의 결과로 서 있을 때 증가하게 됨.

④ 가로막 바로 아래에 있는 자궁의 압박으로 아래 대정맥의 압력이 임신 말기 누워있는 자세에서 상승
⑤ 정맥혈의 회기 감소로 누운자세에서 저혈압 증후군 증상을 일으킬 수 있음.
⑥ 심장의 크기가 증가하고 가로막의 움직임 때문에 심장은 올림됨.
⑦ 심박수는 보통 임신 말기에 분당 10~20회 증가하고, 분만 6주만에 정상 수준으로 돌아옴.
⑧ 심박출량은 임신으로 30~60% 증가하고 왼쪽 옆으로 누운 자세에서 가장 유의하게 증가

(5) 근골격계
① 배근육은 임신 말기에 탄력 한계 지점까지 신장됨.
② 근육의 능력이 감소되고 근수축의 효율성이 낮아짐.
③ 호르몬의 영향으로 인대의 긴장 강도가 감소됨.
④ 관절의 과운동성은 관절과 인대의 손상을 쉽게 야기하며, 특히 다리의 체중지지 관절에서 손상이 쉽게 발생
⑤ 골반저가 2.5cm 내려감.
⑥ 골반저는 분만 과정에서 신장되고 찢어지거나 절개됨.

(6) 체온조절계
① 임신 동안 기초대사율과 열 생산량이 증가
② 임신에 필요한 기초대사량은 하루에 300kcal의 증가가 필요

3 자세와 균형의 변화

(1) 중력 중심
① 중력 중심은 자궁과 유방의 확장으로 상방과 앞쪽으로 이동, 균형과 안정을 위해 보상작용이 요구됨.
② 팔이음뼈(견갑대)와 상부 배부는 가슴 확장 때문에 어깨뼈의 전인과 팔의 안쪽돌림으로 둥글게 됨.
③ 위 목뼈의 목뼈 앞굽음이 증가하고, 어깨 부위의 정렬을 위해 머리를 앞으로 내민 자세를 취함.
④ 허리뼈 앞굽음은 중력의 중심이 이동한 것을 보상하기 위해 증가하고, 중력선의 변화 때문에 무릎이 과다폄(과신전) 됨.
⑤ 체중은 중력의 중심이 조금 더 후방으로 가져가기 위해 발뒤꿈치를 향하여 이동
⑥ 자세 변화는 출산 후 자연적으로 바르게 되지 않고 후천적인 자세로 유지될 수 있음.

(2) 균형
① 체중 증가와 근육량의 재분배는 균형 유지를 위한 보상작용
② 임신부는 바닥면을 넓게 하고 엉덩관절의 바깥돌림을 증가시킨 채 걸음
③ 걸음, 몸통을 앞으로 구부리기, 계단오르기, 들어올리기, 손뻗기와 같은 활동이 어려움
④ 에어로빅 댄스와 자전거 타기와 같은 섬세한 균형과 빠른 방향 변화가 필요한 활동은 바람직하지 않음.

2 임신으로 야기되는 병리학

1 배곧은근 이개

(1) 정의
① 백색선에 있는 중심에서 배곧은근의 분리
② 배벽의 연속성이 분쇄

(2) 발병률
① 임산부에서 결합조직 호르몬의 영향과 생체 역학적 변화로 발생하지만 불편한 정도는 아님.
② 배꼽 수준에서 위, 아래에서는 일어날 수 있지만 일반적으로 배꼽 아래에 나타나는 경우는 드묾.
③ 임신 전 배근육 긴장이 좋은 여성에서는 자주 나타나지 않음.

(3) 중요성
① 역학적 정렬과 근육기능의 심한 상실 때문에 바로 누운 자세에서 앉은 자세로의 자세 변화의 독립성에 제한
② 심한 경우 복부 지지 부족은 태아에 대한 보호 능력의 감소로 이어짐.
③ 분리된 복벽을 통해 복부 내장의 탈장이 있을 수 있음.

(4) 중재
① 최적의 정확성을 위하여 분만일 또는 분만 3일 후에 자가-배곧은근 이개검사를 실시
② 분리 정도가 2cm 또는 그 이하가 될 때까지 다른 배근육운동을 제외하고, 배곧은근 이개에 대한 교정운동을 가르침.

2 허리통증과 골반통증

- 통증은 일반적으로 임신의 자세 변화로 인한 인대의 느슨함 증가와 배근육의 기능 감소로 일어남.

3 자세성 허리통증

(1) 증상
① 정적인 자세로 인한 근육의 피로 또는 일상을 지내면서 악화
② 증상은 휴식하거나 자세를 바꾸면 감소됨.

(2) 중재
① 허리통증의 증상은 적당한 신체 역학과 자세 교육, 작업기술의 개선으로 효과적으로 치료됨.
② 심부투열, 전기자극, 당김은 일반적으로 임신 동안은 금기임.

4 엉치엉덩통

(1) 발생률
① 임신에서 보편적으로 나타남.
② 엉치엉덩통이 허리통증보다 4배 많이 발생

(2) 증상
　① 통증은 뒤골반에서 국소적으로 나타나고, 엉덩부 끝부분과 L5, S1의 가쪽 깊고 통렬한 통증으로 묘사
　② 넙다리 뒤쪽과 무릎으로 방사되지만 발목까지 방사되지는 않음.
　③ 오랫 동안 앉은자세, 선자세, 걸음, 계단오르기, 침대에서 돌아눕기, 한다리로 서기를 할 때 통증이 발생
　④ 휴식으로 완화되지 않고 활동을 하면 악화되는 통증
　⑤ 임신 동안 걸을 때 뒤골반 통증을 줄여주는데 도움을 주는 벨트 또는 코르셋과 같은 외부 고정을 사용
　⑥ 한쪽다리에 체중을 지지하는 것을 피해야 함.
　⑦ 한번에 한 계단 이상을 오르는 것, 침대 밖으로 나올 때 한 다리씩 가장자리에 걸치기, 앉을 때 다리꼬기를 하지 않도록 주의

5 정맥류
- 임신 중 자궁 무게의 증가와 다리의 정맥혈 정체, 정맥 팽창성의 증가에 의해 악화

(1) 증상
　- 다리가 매달린 자세에 있을 때 불쾌감 또는 심한 통증이 나타날 수 있음.

(2) 중재
　① 운동은 다리가 매달려 있는 자세를 최소화 하도록 수정
　② 팽창된 정맥에 대항하여 외부 압박을 가하기 위해 탄력이 있는 지지 양말을 신음.
　③ 가능한 자주 다리를 올리도록 함.

6 골반저 기능장애
(1) 골반저의 구조
　① 골반저 근육은 두덩뼈와 꼬리뼈에 전반적으로 부착된 몇 개의 층으로 구성
　② 골반저는 바깥음부신경과 S3, S4에서 나온 가지의 신경지배를 받음.

(2) 골반저의 기능
　① 골반 기관과 그 내용물을 지지
　② 배 내압의 증가를 견딤.
　③ 방광과 장을 위한 조임근을 조절
　④ 생식과 성생활에 기능

(3) 기능장애
　① 분만 시 골반저의 신경근육조직의 구조에 외상이 발생할 수 있음.
　② 폐경으로 인한 에스트로겐 감소, 변비에 의한 팽팽함. 비만 또는 골반저 기능장애에 기여

(4) 중재
　① 치료적 운동과 골반저 재활, 골반저 근육의 조절과 이완을 가르침.
　② 신경근 재교육은 심각한 골반저 근육의 고유 수용성 장애를 가진 많은 여성에게 중요함.
　③ 항문올림근에 대한 맨손 신장은 효과적인 치료가 됨.
　④ 협조성이 개선되면 골반저의 활동과 일상생활 활동, 요부 안정, 기능운동을 통합

⑤ 표재열 얼음과 같은 물리적 요법과 도수치료를 사용
⑥ 경피신경 전기자극치료 또는 전기자극치료는 산후의 통증 조절과 근수축 자극을 위해 사용됨.

7 관절의 이완
(1) 중요성
① 모든 관절 구조는 임신기간과 출산 직후 관절 손상의 위험이 증가
② 인대의 지지 장력이 감소되어 관절 보호에 대한 교육을 하지 않는다면 손상이 발생할 수 있음.
(2) 중재
① 분만하는 해에 관절에 대한 과도한 스트레스를 감소시키기 위한 운동을 가르침.
② 분만 전 운동량이 적었던 환자에게는 수영, 걷기, 자전거 타기와 같은 비체중부하 활동 또는 스트레스가 적은 유산소운동을 적용

8 압박증후군
- 가슴문(흉곽출구)증후군, 손목굴증후군(수근관증후군), 다리 압박
(1) 원인
① 목과 상위 1/4 자세의 변화
② 체액의 정체
③ 호르몬의 변화
④ 순환의 손상
⑤ 태아의 무게
(2) 중재
① 자세 교정운동, 도수치료, 인간공학적 평가, 열, 얼음과 손목굴증후군을 위한 부목
② 일반적으로 증상은 분만 후 쉽게 사라짐.

3 임신과 출산 후 운동

1 치료계획과 중재
(1) 임신과 출산 후 자세의 조절과 지각의 발달
① 자세근육의 신장, 훈련과 강화
② 자세 지각훈련
(2) 안전한 신체기전 학습
① 한 자세에서 다른 자세로 바꿀 때, 앉기, 서기, 들기, 눕기의 신체기전
② 아기용품과 아기를 돌보는 활동의 신체기전
③ 분만과 출산을 위한 자세 선택
(3) 저항운동을 통한 아기 돌보기에 요구되는 팔근력의 발달
(4) 신체지각과 고유 수용성 활동 자세 강화를 통한 신체 인식 신체 이미지의 증진

(5) 체중지지와 순환의 절충 증진에 요구되는 다리의 준비
① 탄력성 지지스타킹 사용
② 신장운동
③ 적절한 근육의 저항운동
(6) 골반저 근육의 인식과 조절의 발달
① 골반저 근육의 수축과 이완의 인식
② 근조절을 위한 훈련과 강화
(7) 배기능의 유지와 배곧은근(복직근) 이개병리학의 예방 또는 과정
① 배곧은근 이개를 관찰, 배곧은근 이개운동
② 배곧은근 이개보호와 함께 안전한 복근 강화운동
(8) 유산소운동의 안전한 시행으로 안전한 심혈관계 능력의 촉진 또는 유지
① 이완기술의 학습
② 임신의 잠재적 문제에 대한 교육으로 관련된 장애의 예방
③ 분만과 출산에 필요한 근육 강화와 반응훈련으로 분만과 출산, 출산 후 활동을 위한 준비

2 운동을 위한 순서

(1) 준비운동으로 신체 전반의 율동적인 활동
(2) 자세정렬과 회음, 내전근 유연성을 위한 부드러운 선택적 신장
(3) 심혈관 조절을 위한 유산소운동
(4) 자세운동 : 팔과와 팔다리의 근력운동, 복근운동
(5) 정리운동
(6) 골반저 운동
(7) 이완기법
(8) 분만과 출산기법
(9) 교육 정보
(10) 출산 후 운동교육

3 운동의 주의점과 금기증

(1) 절대 금기
① 자궁경부 무능력　② 질출혈　③ 전치태반
④ 양막의 파열　⑤ 조기분만　⑥ 모체의 심장 질환
⑦ 모체의 당뇨병이나 고혈압　⑧ 자궁 내 발육부전

(2) 주의점
① 쌍둥이　② 빈혈　③ 온몸의 감염
④ 극심한 피로　⑤ 근골격계 통증　⑥ 고열
⑦ 정맥염　⑧ 배곧은근 이개　⑨ 운동 후 지속되는 자궁 수축

단원정리문제

단원정리문제 해설

01 임신으로 인한 근골격계의 변화로 맞는 것을 모두 고르면?

> 가. 배근육의 신장
> 나. 다리의 체중부하 관절의 손상 가능성 증가
> 다. 호르몬의 영향으로 인대의 유연성 증가
> 라. 근수축의 효율성 증가

① 가, 나, 다   ② 가, 다   ③ 나, 라
④ 라   ⑤ 가, 나, 다, 라

▶ 임신에 의한 근골격계 변화
- 배근육은 임신 말기에 탄력 한계 지점까지 신장됨.
- 근육의 능력이 감소되고 근수축의 효율성이 낮아짐.
- 호르몬의 영향으로 인대의 긴장 강도가 감소됨.
- 관절의 과운동성은 관절과 인대의 손상을 쉽게 야기하며, 특히 다리의 체중지지 관절에서 손상이 쉽게 발생
- 골반저가 2.5cm 내려감.
- 골반저는 분만 과정에서 신장되고 찢어지거나 절개됨.

02 임신으로 발생하는 자세 이상이 아닌 것은?

① 중력 중심이 앞쪽 위로 이동
② 무릎의 굽힘
③ 어깨뼈의 내밈
④ 팔의 안쪽돌림
⑤ 허리뼈 앞굽음의 증가

▶ 임신에 의한 자세 변화
- 중력 중심은 자궁과 유방의 확장으로 위와 앞쪽으로 이동, 균형과 안정을 위해 보상작용이 요구됨.
- 팔이음뼈(견갑대)와 상부 배부는 가슴 확장 때문에 어깨뼈의 내밈(전인)과 팔의 안쪽돌림(내회전)으로 둥글게 됨.
- 상부 목뼈(경추)의 목뼈앞굽음이 증가하고, 어깨의 정렬을 위해 머리를 앞으로 내민 자세를 취함.
- 허리뼈 앞굽음(요추전만)은 중력의 중심이 이동한 것을 보상하기 위해 증가하고, 중력선의 변화 때문에 무릎이 과다폄 됨.
- 체중은 중력의 중심이 조금 더 뒤쪽으로 가져가기 위해 발뒤꿈치를 향하여 이동
- 자세 변화는 출산 후 자연적으로 바르게 되지 않고 후천적인 자세로 유지될 수 있음.

정답 : 1_① 2_②

03 임신으로 인한 신체 변화로 맞지 않는 것은?

① 가로막의 상승　　② 자궁의 크기 증가
③ 기초대사율의 감소　　④ 심박수의 증가
⑤ 중력 중심의 상승

04 임산부의 자세에 대한 설명으로 맞지 않는 것은?

① 바닥면을 넓힌다.
② 중력 중심이 뒤쪽 아래로 이동한다.
③ 상부 목뼈의 앞굽음이 증가한다.
④ 머리를 앞으로 내민 자세를 취한다.
⑤ 임신 중의 자세 변화는 후천적 자세로 유지될 수 있다.

05 배곧은근 이개에 대한 설명으로 맞지 않는 것은?

① 백색선으로부터 배곧은근의 분리이다.
② 심한 경우 배 지지능력의 감소로 이어진다.
③ 분리된 배벽으로의 탈장 가능성이 있다.
④ 일반적으로 배꼽 아래에서 발생한다.
⑤ 임신 전 배근 긴장이 좋은 경우 발생률이 낮다.

06 임신으로 인해 발생하는 문제로 맞지 않는 것은?

① 심박출량의 감소　　② 배곧은근 이개
③ 허리통증과 골반통증　　④ 정맥류
⑤ 압박증후군

▶ 체온조절계
- 임신 동안 기초대사율과 열생산량이 증가
- 임신에 필요한 기초대사량은 하루에 300kcal의 증가 필요

▶ 중력 중심
- 중력 중심은 자궁과 유방의 확장으로 위와 앞쪽으로 이동
- 균형을 안정을 위해 보상작용이 요구됨.

▶ 배곧은근(복직근) 이개
- 임산부에서 결합조직 호르몬의 영향과 생체 역학적 변화로 발생하지만 불편한 정도는 아님.
- 배꼽 수준에서 위, 아래에서는 일어날 수 있지만 일반적으로 배꼽 아래에 나타나는 경우는 드묾.
- 임신 전 배근 긴장이 좋은 여성에서는 자주 나타나지 않음.

▶ 임신으로 야기되는 병리학
- 배곧은근 이개
- 허리통증과 골반통증
- 자세성 허리통증
- 엉치엉덩통(천상통)
- 정맥류
- 골반저 기능장애
- 관절의 이완
- 압박증후군

정답 : 3_③　4_②　5_④　6_①

07 임신과 출산 후 운동의 목적으로 맞는 것을 모두 고르면?

> 가. 이완기술의 학습
> 나. 배곧은근 이개의 보호
> 다. 근조절을 위한 훈련
> 라. 임신의 잠재적 장애 예방

① 가, 나, 다 ② 가, 다 ③ 나, 라
④ 라 ⑤ 가, 나, 다, 라

▶ 모두 맞는 내용임.

08 임신 전후의 운동 금기증으로 맞지 않는 것은?

① 자궁경부의 무능력 ② 양막 파열
③ 조기분만 ④ 배곧은근 이개
⑤ 질출혈

▶ 운동의 주의점
- 쌍둥이
- 빈혈
- 온몸의 감염
- 극심한 피로
- 근골격계 통증
- 고열
- 정맥염
- 배곧은근 (복직근) 이개
- 운동 후 지속되는 자궁 수축

09 산전과 산후에 적용 가능한 중재로 맞는 것을 모두 고르면?

> 가. 이완 운동과 호흡운동
> 나. 안전한 배근 강화운동
> 다. 골반저근육의 조절 발달
> 라. 편측 체중부하 훈련

① 가, 나, 다 ② 가, 다 ③ 나, 라
④ 라 ⑤ 가, 나, 다, 라

▶ 임신과 출산 후 운동
- 가, 나, 다 외에
- 유산소운동의 안전한 시행으로 안전한 심혈관계 능력의 촉진 또는 유지
- 체중지지와 순환의 절충 증진에 요구되는 다리의 준비

정답 : 7_⑤ 8_④ 9_①

Chapter 16

혈관 질환

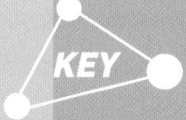

- 혈관은 혈액을 운반하며, 혈액은 신체를 구성하는 조직과 개개의 세포에 영양을 공급하고 노폐물을 제거하는 기능을 수행합니다. 뿐만 아니라 면역기능과 호르몬 운반과 같은 기능도 수행합니다. 따라서 혈액의 순환을 방해하는 혈관장애는 혈류 공급이 중단된 신체 부위의 신체적 손상과 더불어 주요 기능의 상실을 가져 올 수 있습니다.

- 혈관 질환 환자를 치료하는데 있어서 동맥, 정맥, 림프의 순환에 대한 해부·생리학적 지식과 순환장애에 대한 많은 임상적 양상을 알고 있어야 하며, 혈관 질환이 가지는 잠재적 병변의 올바른 이해가 필요합니다. 뿐만 아니라 혈관장애를 가진 환자의 포괄적인 관리와 재활에서 운동치료의 사용, 효과, 제한점을 알고 있어야 합니다.

- 이번 챕터에서는 동맥과 정맥의 질환에 대하여 알아볼 것입니다. 동맥 질환과 정맥 질환의 종류와 임상적 양상, 치료계획과 중재에 대해 공부할 것입니다. 이어서 림프 질환의 종류와 임상적 양상에 대해 알아보겠습니다. 이번 챕터를 공부하면서 그리고 각각의 혈관·림프 질환에 따른 관리와 운동치료적 중재에 대해 숙지할 수 있도록 하세요.

꼭! 알아두기

1. 동맥 질환의 종류
2. 동맥 질환의 관리와 운동치료적 중재
3. 정맥 질환의 관리와 운동치료적 중재
4. 도수림프 배액법
5. 림프부종의 운동치료적 중재

CHAPTER 16 혈관 질환

1 동맥 질환

1 동맥 질환의 종류
(1) 급성 동맥폐쇄증
(2) 폐색성 동맥경화증
(3) 폐색성 혈전맥관염 (Buerger's disease)
(4) 레이노 질환

2 동맥 질환의 임상적 양상
(1) 말초맥박의 감소 또는 결여
(2) 피부색의 변화
(3) 감각장애
(4) 운동성 통증과 휴식성 통증
(5) 근력 약화

3 치료 계획과 중재
(1) 급성 동맥폐쇄증
　① 혈류의 회복이나 증진에 의한 허혈 감소
　　a. 침상 휴식
　　b. 몸통이나 반대 팔다리에 열을 가하여 이완
　　c. 머리를 약간 높게 하여 팔다리 먼쪽으로의 혈류를 증진
　② 팔다리 보호
　　a. 팔다리를 외상으로부터 보호
　　b. 피부에 대한 압력은 감소되어야 함.
　③ 주의
　　a. 팔다리의 국소적이고 직접적인 열은 금기
　　b. 지지 스타킹은 금기
　　c. 혈류를 방해하는 옷은 금기

(2) 만성 동맥부전증
　　① 일상생활 동작에 대한 운동내성 증진, 간헐적 파행의 감소
　　　- 걷기나 자전거 타기의 규칙적이며, 단계적 유산소 운동
　　② 휴식 시 통증 경감
　　　- 수면 시 다리를 침상 가장자리에 두며, 머리를 약간 올림시킴.
　　③ 피부 궤양 예방
　　　a. 피부, 특히 손과 발에 대한 적절한 치료와 보호
　　　b. 지지 스타킹을 사용하지 않음.
　　　c. 과도한 추위나 더위에 팔다리가 노출되는 것을 피함.
　　④ 침범된 동맥에서 혈관 확장 증가
　　　a. 이온 삼투요법에 의한 혈관 확장
　　　b. 반사적 가열에 의한 혈관 확장
　　⑤ 관절 구축과 근위축 예방
　　　- 저부하에 대항하는 반복적이며, 능동적인 관절운동과 부드러운 신장운동 실시
　　⑥ 피부궤양의 예방과 치료활성화

2　정맥 질환

1 정맥 질환의 종류
(1) 급성 혈전성 정맥염
(2) 만성 정맥부전증

2 정맥 질환의 임상적 양상
(1) 급성 혈전성 정맥증
　　① 통증, 종창, 열
　　② 혈전이 종아리에 있다면 수동적인 배측굽힘에 의해 통증을 일으킴.
(2) 만성 정맥부전증
　　① 장시간 서 있거나 앉은 자세에서 발생
　　② 팔다리를 올리면 부종은 감소
　　③ 다리가 둔하게 아프거나 피로를 호소

3 치료계획과 중재
(1) 급성 혈전성 정맥염

① 급성 염증 시기의 통증 경감
  a. 침상 휴식
  b. 무릎을 약간 구부림, 손상된 다리의 올림
② 급성 증상의 감소, 기능적 운동성 회복
  - 다리에 탄력성 붕대를 감거나 압박 스타킹을 신고 단계적 보행
③ 급성 장애의 재발 예방
  a. 적절한 내과적·약리학적 관리의 지속
  b. 오래 앉아 있거나 서 있는 것을 피함.

(2) 만성적 정맥부전
① 손상을 예방하거나 최소화 하는 법을 가르침
  a. 환자교육, 피부관리에 대한 기술, 림프부종 마사지, 가정운동 프로그램
  b. 압박 스타킹을 매일 신을 것
  c. 운동 및 보행 시 지지 옷을 입음.
  d. 걷기와 같은 가벼운 능동적 운동
  e. 걸음 후 심박수가 돌아올 때까지 다리를 올림
  f. 장기간 다리를 늘어뜨린 상태로 앉아 있거나 움직이지 않고 서 있는 것을 피함.
  h. 휴식을 취하거나 잠을 잘 때 심장 수준 위로 침범된 팔다리를 올림
② 정맥 환류를 증가시키고 이미 나타난 림프부종을 감소
  a. 간헐적인 기계 장치의 압박 펌프
  b. 도수 마사지
  c. 침범된 팔다리를 올리는 동안 먼쪽 근육의 능동적 관절운동(펌핑운동)과 이완

3 림프 질환

1 림프부종

(1) 조직 내에서 혈관외액과 조직외액 및 단백질의 과도하고 지속적인 축적
(2) 모세혈관 막을 통과하는 물과 단백질 균형장애에 의해 발생
(3) 단백질의 농축은 삼투압에 의한 수분의 흡수를 일으켜 림프부종을 야기함.
  ① 림프계의 선천적 기형
  ② 감염과 염증
  ③ 폐색 또는 섬유화
  ④ 림프절의 외과적 절개
  ⑤ 만성 정맥부전증
  ⑥ 림프부전증을 초래하는 림프 질환

2 림프 질환의 임상 양상

(1) 손과 발등에서 또렷하게 나타남.
(2) 겨드랑, 서혜부 체간의 중추에서도 나타날 수 있음.
　　＊체위 부종은 먼쪽이 심장보다 아래에 있을 때 특히 팔다리의 말초에서 발생
(3) 팔다리의 둘레와 무게가 증가
(4) 이상감각, 통증과 같은 감각장애 발생
(5) 운동 범위의 제한
(6) 감염에 대한 저항성의 감소
(7) 정상측 팔다리의 둘레와 비교하여 경도, 중등도, 중도로 구분
　　① 경도 : 정상 팔다리의 둘레보다 1~2cm 증가
　　② 중등도 : 정상 팔다리의 둘레보다 2~5cm 증가
　　③ 중도 : 정상 팔다리의 둘레보다 5cm 증가
(8) 피부와 피하조직에서 일어나는 변화의 정도에 따라 오목, 단단한, 삼출성 부종으로 구분
　　① 오목부기 : 조직에 압박을 가한 경우 피부가 움푹 들어감, 짧은 기간의 부기
　　② 단단한 부기 : 부기 부위 촉진 시 딱딱함. 피부하 조직에서 진행성인 섬유성 변화
　　③ 삼출성 부기 : 가장 심각하고 장기간 형태의 림프 부기, 다리에서 발생

3 림프부기의 관리

(1) 도수림프 배액법
　　① 침범된 팔다리를 올려 천천히 반복되는 쓰다듬기와 원형의 마사지
　　② 마사지의 방향은 림프절로 향하고 흔히 먼쪽에서 몸쪽으로 쓰다듬기와 관련
(2) 운동
　　① 심호흡과 전신 이완운동
　　② 골반 뒤쪽 경사와 부분적 말아올리기
　　③ 목부위(경부) 관절운동 범위운동
　　④ 양측성 어깨뼈(견갑골) 움직임

 팔운동

- 바로 누워있는 동안 침범된 팔을 올린채로 능동적인 순환 운동
- 바로 누워있거나 앉아 있는 동안 양쪽 손 누르기
- 서 있는 동안 어깨 신장
- 침범된 팔의 능동적 팔꿈관절, 아래팔, 손목, 손가락 운동
- 어깨의 양측성 수평위 벌림과 모음
- 서 있는 동안 머리 위 벽 누르기
- 손가락 운동
- 침범된 팔다리를 올린 채로 휴식하기

다리운동

- 교대로 또는 양쪽 무릎을 가슴으로 가져오는 운동
- 볼기근(둔근) 조정과 골반 뒤쪽 경사
- 양다리를 올림시킨 상태로 벽에 기대어 엉덩관절(고관절) 바깥돌림(외회전)
- 바로 누워있는 동안 침범된 다리의 능동적 무릎 굽힘
- 다리를 올린 채 배로 누워있는 동안 발목의 능동적인 발바닥쪽굽힘(저굴), 발등굽힘(배굴), 돌림운동
- 다리를 올린 채 능동적 자전거 타기 움직임

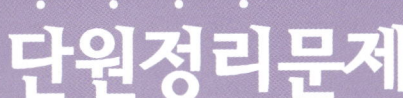

단원정리문제

01 동맥의 이상으로 발생하는 질환으로 맞는 것을 모두 고르면?

| 가. 버거씨병 | 나. 동맥경화증 |
| 다. 레이노 질환 | 라. 정맥부전증 |

① 가, 나, 다 ② 가, 다 ③ 나, 라
④ 라 ⑤ 가, 나, 다, 라

02 급성 동맥폐쇄증에 대한 중재로 맞지 않는 것은?

① 허혈의 감소를 위한 침상 휴식
② 외상으로부터 신체를 보호
③ 압박 스타킹 착용
④ 머리를 약간 높게 하여 팔다리로의 혈류 증진
⑤ 반대편 팔다리에 열을 적용

03 버거씨 운동의 적응증으로 맞는 것은?

① 급성 혈전성 정맥염
② 폐색성 혈전맥관염
③ 폐색성 동맥경화증
④ 레이노 질환
⑤ 급성 동맥폐쇄증

단원정리 문제 해설

▶ 동맥 질환의 종류
- 급성 동맥폐쇄증
- 폐쇄성 동맥경화증
- 폐색성 혈전맥관염(Buerger's disease)
- 레이노 질환

▶ 급성 동맥폐쇄증의 주의점
- 팔다리의 국소적이고 직접적인 열은 금기
- 지지 스타킹은 금기
- 혈류를 방해하는 옷은 금기

▶ 동맥 질환의 종류
- 급성 동맥폐쇄증
- 폐색성 동맥경화증
- 폐색성 혈전맥관절(Buerger's disease)
- 레이노 질환

정답 : 1_① 2_③ 3_②

04 정맥 질환의 임상 증상으로 맞는 것을 모두 고르면?

가. 피부색의 변화와 감각장애	나. 통증과 종창
다. 말초맥박의 감소	라. 다리의 피로

① 가, 나, 다 ② 가, 다 ③ 나, 라
④ 라 ⑤ 가, 나, 다, 라

▶ 동맥 질환의 임상적 양상
- 말초맥박의 감소 또는 결여
- 피부색의 변화
- 감각장애
- 운동성 통증과 휴식성 통증
- 근력 약화

05 만성적 정맥부전의 중재로 맞지 않는 것은?

① 압박 스타킹의 착용
② 다리 올림
③ 장시간 서 있는 것을 피함.
④ 피부에 대한 압력 감소
⑤ 가벼운 능동적 운동

▶ 만성적 정맥부전 중재법
- 환자교육, 피부관리에 대한 기술, 림프부종 마사지, 가정운동 프로그램
- 압박 스타킹을 매일 신을 것
- 운동 및 보행 시 지지 옷을 입음.
- 걷기와 같은 가벼운 능동적 운동
- 보행 후 심박수가 돌아올 때까지 팔다리를 올림
- 장기간 다리를 늘어뜨린 상태로 앉아 있거나 움직이지 않고 서 있는 것을 피함.
- 휴식을 취하거나 잠을 잘 때 심장 수중 위로 침범된 팔다리를 올림.

06 정맥환류의 증가와 림프부종 감소를 위한 치료로 맞는 것을 모두 고르면?

가. 펌핑운동
나. 팔다리를 심장 보다 낮게 함.
다. 도수 마사지
라. 침상안정

① 가, 나, 다 ② 가, 다 ③ 나, 라
④ 라 ⑤ 가, 나, 다, 라

▶ 정맥환류의 증가와 림프부종 감소
- 간헐적인 기계 장치의 압박 펌프
- 도수 마사지
- 침범된 팔다리를 올림시키는 동안 원위 근육의 능동적 관절운동 (펌핑운동)과 이완

정답 : 4_② 5_④ 6_②

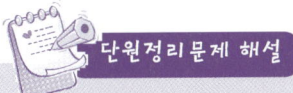

07 림프부종의 감소를 위한 중재로 맞는 것을 모두 고르면?

> 가. 심호흡과 전신이완운동
> 나. 경부의 ROM 운동
> 다. 침범된 팔다리에 림프 마사지 적용
> 라. 다리올림 상태로 자전거 타기 동작운동

① 가, 나, 다 ② 가, 다 ③ 나, 라
④ 라 ⑤ 가, 나, 다, 라

08 림프 질환의 임상 양상으로 맞지 않는 것은?

① 이상감각과 통증 같은 감각장애 발생
② 관절 가동범위의 제한
③ 감염에 대한 저항성 감소
④ 손과 발등에서 심하게 나타남.
⑤ 팔다리의 둘레와 무게가 감소

09 림프부종 환자의 치료법으로 맞지 않는 것은?

① 압박 스타킹 착용
② 먼쪽에서 가까운쪽으로 마사지 적용
③ 근력 강화운동 실시
④ 심호흡과 전신이완운동
⑤ 침범된 팔다리를 올림

▶ 림프 부기의 관리
- 침범된 팔다리를 올려 천천히 반복되는 쓰다듬기와 원형의 마사지
- 마사지의 방향은 림프절로 향하고 흔히 먼쪽에서 몸쪽으로 쓰다듬기와 관련
- 심호흡과 전신 이완운동
- 골반 뒤쪽 경사와 부분적 말아올리기
- 목부위 관절운동 범위운동
- 양측성 어깨뼈 움직임

▶ 림프 질환의 임상 양상
- 팔다리의 둘레와 무게가 증가
- 운동 범위 제한
- 겨드랑, 서혜부 체간의 중추에서도 나타날 수 있음.

▶ 림프 부기의 관리
- 침범된 팔다리를 올려 천천히 반복되는 쓰다듬기와 원형의 마사지
- 마사지의 방향은 림프절로 향하고 흔히 먼쪽에서 몸쪽으로 쓰다듬기와 관련
- 심호흡과 전신이완운동
- 골반 뒤쪽 경사와 부분적 말아올리기
- 목부위 관절운동 범위운동
- 양측성 어깨뼈 움직임

정답 : 7_⑤ 8_⑤ 9_③

MEMO

Chapter 17

폐 질환

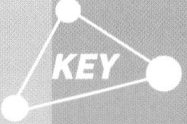

- 호흡기계는 본래부터 다른 신체의 기능들과 연관되어 있지만 호흡은 생명과 직결되는 기능으로 생존에 있어서 아주 중요한 요소입니다. 그렇기 때문에 허파(폐)의 기능장애를 가진 환자를 위해서는 특별한 치료적 중재가 필요합니다.

- 호흡기계 물리치료의 목적은 정상호흡을 방해하는 분비물의 제거, 호흡근의 지구력과 운동 내성의 향상, 호흡 동안 사용되는 에너지 소비의 감소, 비정상적인 호흡을 야기하는 자세적 요소의 교정, 가슴의 가동성 증진과 기침 효율성 증진입니다.

- 이번 챕터에서는 다양한 폐 질환 환자를 위한 호흡운동 방법의 종류와 적응증에 대하여 공부할 것입니다. 이어서 수의적으로 기도를 청결하게 할 수 있는 가장 적절한 방법인 기침에 대하여 알아 볼 것입니다. 마지막으로 중력을 이용하여 분비물을 제거하는 방법인 체위배담법에 대하여 공부할 것입니다. 특히 이번 챕터의 체위배담법은 국가고시에서 빈번하게 출제되는 부분으로 주의 깊은 공부가 필요합니다.

꼭! 알 아 두 기

1. 가로막 호흡의 특징과 적용 방법
2. 오므린 입술호흡법의 적용 방법과 적응증
3. 정상적인 기침의 기전
4. 기침의 효율성을 감소시키는 요인
5. 체위배담법의 목적과 적응증
6. 체위배담법의 금기증
7. 체위배담법의 자세

CHAPTER 17 폐 질환

1. 호흡운동과 환기훈련

1 가로막 호흡
- 흡기의 작용근인 가로막이 정상적으로 기능을 할 때 환기는 효과적으로 이루어짐.

(1) 가로막 호흡을 강조하는 통제된 호흡기법
① 환기의 효율을 향상
② 호흡의 노력을 감소
③ 가로막 운동의 증가
④ 가스 교환과 산화를 증가

(2) 절차
① 반 기댄 자세와 같이 가로막이 이완된 자세에서 시작
② 호흡보조근을 통한 호흡 패턴이 있다면 호흡보조근의 이완을 먼저 가르침.
③ 치료사는 앞쪽 갈비뼈 모서리 바로 아래 배곧은근에 손을 올려 놓고 환자에게 코로 느리고 깊게 숨을 마시게 함.
④ 환자는 어깨를 이완시켜 유지하고 위가슴부는 움직이지 않고 배의 상승만을 허용함.
⑤ 다음 조절된 호기를 이용하여 천천히 모든 공기를 내보냄.

2 호흡 저항훈련

(1) 흡기 저항훈련
① 흡기근의 근력과 지구력을 향상
② 흡기근의 피로 발생을 감소
③ 일차적, 급성이나 만성 폐 질환을 가진 환자에게 적용
④ 목뼈 수준의 척수 병변을 가진 환자에게 적용
⑤ 절차
   a. 환자 자신의 입에 위치한 손으로 받친 저항 훈련 장치를 통하여 숨을 마심.
   b. 매일 여러 차례 특정 시간 동안 관을 통해 숨을 들여 마쉼.
   c. 환자의 근력과 지구력이 향상함에 따라 손에든 관의 직경을 감소시킴.

(2) 추를 이용한 가로막 훈련
① 가로막의 강화나 지구력을 향상
② 절차
    a. 환자가 약간 머리를 들어올린 자세를 취하거나 수평위 자세를 취함.
    b. 작은 추(3~5파운드)를 환자의 상복부 위에 올려 놓음.
    c. 위가슴부를 조용하게 유지하도록 시도하는 동안 숨을 깊게 마시도록 함.
    d. 환자가 추의 저항에 대항하여 호흡하는 시간을 점차적으로 증가시킴.
    e. 환자가 15분 동안 흡기보조근의 사용없이 가로막 호흡 패턴을 계속할 수 있을 때 추를 증가

(3) 폐활량 촉진호흡법
① 지속적인 최대흡기를 강조하는 환기훈련
② 폐활량계의 사용으로 또는 사용없이 수행되는 지속적 최대 흡기 방법
③ 환자가 가능한 깊게 숨을 들이마실 때 시각적 또는 청각적 피드백을 제공하는 폐활량계를 이용
④ 들이 쉰 공기의 용적을 증가시키고 수술 후 환자에서 폐포의 허혈과 확장부전증을 예방하고 신경근 장애를 가진 환자에서의 약한 흡기근 강화를 위해 적용됨.
⑤ 절차
    a. 편안한 자세 또는 반 누운자세를 취함.
    b. 환자가 3~4번의 느리고 편안한 호흡을 하게 하고, 4번째 호흡에서 최대로 숨을 내쉬게 함.
    c. 환자의 입에 폐활량계를 위치시키고 폐활량계를 통해서 최대로 숨을 마시게 하고, 몇 초간 흡기를 유지
    d. 하루에 5~10회 반복

3 허인두 호흡법
(1) 흡기근이 많이 약화되어 있을 때 환자의 흡기 능력을 증진시키는 호흡운동
(2) 중증의 근육 약증이 있는 소아마비 환자를 보조하기 위한 호흡운동
(3) 배우기가 어려움
(4) 호흡 합병증이 쉽게 발생할 수 있는 상위 척수 손상환자에게 주로 적용
(5) 절차
    ① 환자는 공기를 여러 번 한 입에 머금음
    ② 입을 다물고 혀로 공기를 뒤로 밀어서 인두로 내보냄.
    ③ 성문이 열릴 때 공기는 강제로 허파로 밀려 들어감.
    ④ 흡기의 깊이와 환자의 폐용량을 증가시킴.

4 오므린 입술호흡법
(1) 호흡곤란 증상 발현과 관계하는 만성 폐쇄성 폐 질환(COPD) 환자에게 유용
(2) 호흡률을 감소시키고 1회 호흡 용적을 증가시키며, 운동 내성을 향상

(3) 절차
　① 환자가 가능한 편안한 자세와 이완된 자세를 취하게 함.
　② 호기는 반드시 수동적으로 일어나야 하며, 배근의 수축은 나타나면 안 됨.
　③ 배근의 수축을 느끼기 위해 치료사의 손을 환자의 배근육 위에 올려 놓음.
　④ 환자가 느리고 깊게 숨을 들이 마시도록 지시
　⑤ 환자는 입술을 느슨하게 오므리고 숨을 내쉼.

2　기침훈련

1 기침의 기전

(1) 깊은 흡기가 일어남.
(2) 성문이 닫히고 성대가 긴장
(3) 배근이 수축하고 가로막이 올라감.
(4) 가슴우리 내압과 배 내압이 상승
(5) 성문이 열림.
(6) 폭발적인 호기가 일어남.

2 정상적인 기침 펌프

(1) 기침은 반사적이거나 수의적으로 나타날 수 있음.
(2) 정상적인 사람의 기침 펌프는 기관지의 7번째 분지에서 효과적임.
(3) 정상적인 사람의 섬모상피세포는 송말세기관지까지 존재하며, 분비물은 작은기도에서 큰기도로 올라감.

3 기침의 효율성을 감소시키는 요인

(1) 흡기 용량 감소
　① 급성 폐 질환, 갈비뼈 골절, 가슴의 외상, 최근의 가슴우리 혹은 배 수술로 인한 통증
　② 상위 척수 손상이나 신경병증 또는 근육병증 질환
　③ 전신마취나 통증 약물 치료와 연관된 호흡중추의 억제

(2) 공기를 강력하게 배출하는 능력이 제한
　① T12 이상의 척수 손상
　② 근이영양증과 같은 근육병 질환과 약증
　③ 기관절개술
　④ 과도한 피로를 유발하는 위급한 질병
　⑤ 가슴벽과 배 절개

(3) 이차적으로 기관지 문지 내의 섬모작용이 감소
    ① 전신마취나 삽관
    ② 기관지에서 감소된 섬모상피세포의 수와 관련된 만성 기관지염과 같은 COPD
    ③ 흡연
(4) 점액의 양과 밀도 증가
    ① 낭포성 섬유종
    ② 만성 기관지염
    ③ 폐렴과 같은 폐 감염
    ④ 탈수증
    ⑤ 삽관

3 체위배담법

1 체위배담법
(1) 기초 정화를 위한 또다른 중재
(2) 중력이 배담 과정을 보조하게 하기 위해 다양한 자세로 환자를 위치시켜 폐 분절에서 분비물을 중심기도로 이동시키는 방법
(3) 분비물은 기침이나 기관 내 흡입에 의해 정화

2 체위배담법의 목적과 적응증
(1) 폐 합병증의 위험이 있는 환자에서 분비물의 축적을 예방
    ① 만성 기관지염과 낭포성 섬유증과 같은 점액의 생산이나 점성 증가와 관련된 폐 질환
    ② 장기간 침상안정 환자
    ③ 일반적 마취를 받은 환자와 수술 후 심호흡과 기침을 제한하는 절개 부위 통증을 가진 환자
    ④ 환기 장치에 의하여 환자가 치료를 견디기 위해 충분한 안정을 갖게 되는 어떤 환자
(2) 폐에서 축적된 분비물 제거
    ① 폐렴, 확장부전증, 급성 폐 감염, COPD와 같은 폐 질환
    ② 전체적으로 매우 약하거나 나이가 많이 든 환자
    ③ 인공기도를 가진 환자

3 체위배담법의 금기증
(1) 심한 객혈
    ① 심한 폐부종
    ② 울혈성 심부전증
    ③ 광범위한 늑막의 삼출

④ 폐색전증

⑤ 기흉

(2) 심혈관계의 불안정

① 심부정맥

② 심한 고혈압이나 저혈압

③ 최근의 심근경색증

④ 불안정한 협심증

(3) 최근의 신경외과적 수술

① 머리 하강 자세는 뇌압 상승을 야기시킬 수 있음.

② 수정된 자세를 적용

4 도수기법

(1) 타진법 (percussion)

① 폐의 점성 또는 유착성 점액을 역학적으로 이동시켜 분비물을 보다 많이 움직이는데 사용

② 치료사는 양손으로 환자의 가슴벽을 번갈아가며 율동적으로 두드림.

③ 치료사는 어깨, 팔꿈관절, 손목을 느슨하게 유지시키며 적용

④ 금기증

    a. 골절, 척추유합이나 뼈엉성증 부위의 뼈

    b. 종양 부위의 뼈

    c. 폐색전증

    d. 저혈소판 수치와 같이 출혈이 쉽게 일어날 수 있는 상태

    e. 항응고 치료 중인 환자

    f. 불안정한 협심증

    g. 가슴우리 수술이나 외상 후 가슴벽에 통증

(2) 진동법 (vibration)

① 체위배담 시 타진법과 함께 협력하여 사용

② 큰 기도로 분비물을 이동하기 위해 심호흡을 할 때 호기를 하는 동안에만 적용

③ 양손을 피부와 가슴벽 위에 놓고 환자가 숨을 내쉴 때 가슴벽을 부드럽게 압박하며 빠르게 진동

(3) 흔들기 (shaking)

① 치료사 손의 넓은 움직임과 결합된 간헐적인 반동법을 이용하는 호기 동안에만 적용된 진동의 강한 형태

② 치료사의 엄지손가락(무지)은 함께 맞붙이고 손은 벌려서 환자의 피부 위에 직접적으로 대고 손가락은 가슴벽 주위를 감쌈.

③ 치료사는 동시에 압박을 하고 가슴벽을 흔듦.

5 체위배담 자세

(1) 오른쪽과 왼쪽상엽 (right and left upper lobes)

전폐 첨구 (anterior apical segment)	후폐 첨구 (posterior apical segment)
	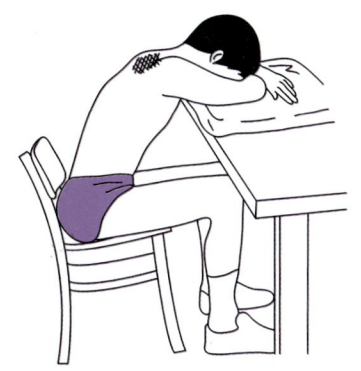
- 타진법을 이용하여 빗장뼈 아래에 직접 적용	- 타진법을 어깨뼈 위에 적용 * 치료사의 손가락을 구부려 어깨관절 끝 위에 놓음

전엽구 (anterior segment)

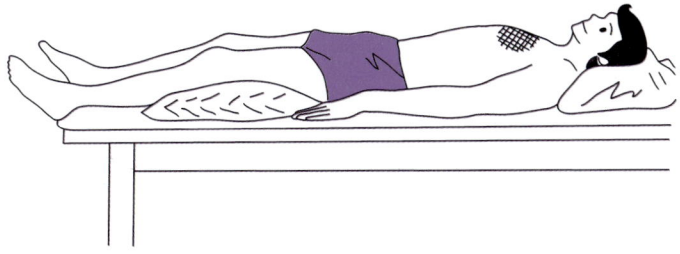

- 타진법은 유두 또는 가슴 위에만 양쪽에 직접적으로 적용

왼쪽 후엽 (posterior segment, left)	오른쪽 후엽 (posterior segment, right)
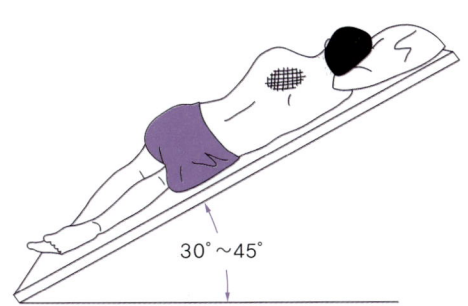	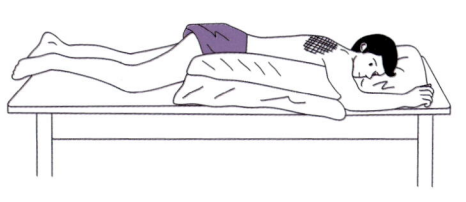
- 환자는 뒤쪽으로 1/4 돌아누워 오른쪽으로 기울임 - 머리와 어깨뼈는 45° 올리거나 베개 사용 시 18인치 정도 적용 - 타진법은 왼쪽 어깨뼈에 직접 적용	- 환자는 평편하게 누워 엎드린 자세에서부터 왼쪽으로 1/4 돌아누움 - 타진법은 오른쪽 어깨뼈에 직접 적용

(2) 오른쪽과 왼쪽하엽 (right and left lower lobes)

전분절 (anterior segments)	후분절 (posterior segment)
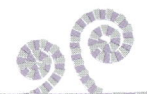	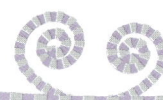
- 환자는 바로 누운 자세에서 무릎 밑에 베개를 넣고 45° 머리내림 자세를 취함 - 타진법은 아래쪽 갈비뼈 양쪽 위에 적용	- 환자는 엎드린 자세에서 배 밑에 베개를 넣고 45° 머리내림 자세를 취함 - 타진법은 아래쪽 갈비뼈 양쪽 위에 적용
가쪽분절, 왼쪽 (lateral segment, left)	가쪽분절, 오른쪽 (lateral segment, right)
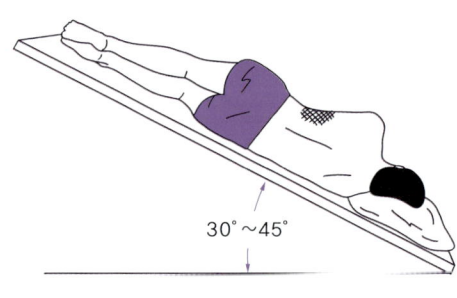	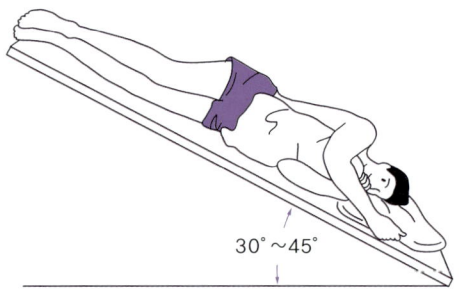
- 환자는 45° 머리내림 자세에서 오른쪽으로 누움 - 타진법은 왼쪽 갈비뼈의 아래 가쪽 위에 적용	- 환자는 45° 머리내림 자세에서 오른쪽으로 누움 - 타진법은 오른쪽 갈비뼈의 아래 가쪽 위에 적용
상부분절 (superior segment)	
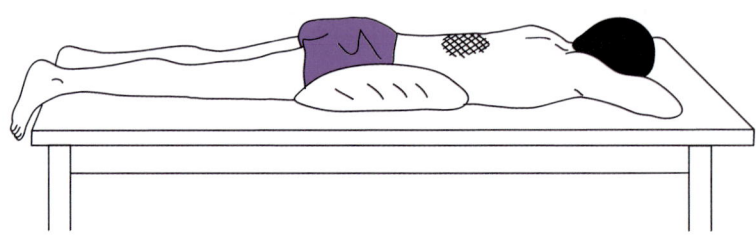	
- 환자는 엎드려 누운 자세에서 허리를 평편하게 하기 위해 배 밑에 베개를 놓음 - 타진법은 어깨뼈 아래에 직접적으로 양쪽에 적용	

단원정리문제

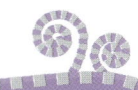

01 가로막 호흡의 방법에 대한 설명으로 맞지 않는 것은?

① 반 기댄 자세와 같이 가로막이 이완된 자세에서 시작한다.
② 필요 시 호흡보조근을 이용하여 가로막 호흡을 보조한다.
③ 환자는 코로 숨을 깊게 들이 마신다.
④ 흡기 시 환자의 위가슴의 움직임은 허용되지 않는다.
⑤ 조절된 호기를 이용하여 천천히 공기를 내보낸다.

▶ 가로막 호흡의 절차
- 반 기댄자세와 같이 가로막(횡격막)이 이완된 자세에서 시작
- 호흡보조근을 통한 호흡 패턴이 있다면 호흡보조근의 이완을 먼저 가르침.
- 치료사는 앞쪽 갈비연골 바로 아래 배 곧은근(복직근)에 손을 올려 놓고 환자에게 코로 느리고 깊게 숨을 마시게 함.
- 환자는 어깨를 이완시켜 유지하고 위가슴부는 움직이지 않고 배의 상승만을 허용함.
- 다음 조절된 호기를 이용하여 천천히 모든 공기를 내보냄.

02 흡기 저항훈련의 특징으로 맞는 것을 모두 고르면?

> 가. 등뼈 수준의 척수 병변 환자에게 적용
> 나. 흡기근의 피로 내성을 증진
> 다. 폐포의 허혈과 확장부전증을 예방
> 라. 흡기근의 근력과 지구력을 증진

① 가, 나, 다   ② 가, 다   ③ 나, 라
④ 라   ⑤ 가, 나, 다, 라

▶ 흡기 저항훈련
- 흡기근의 근력과 지구력을 향상
- 흡기근의 피로 발생을 감소
- 일차적, 급성이나 만성 허파 질환을 가진 환자에게 적용
- 목뼈(경추) 수준의 척수 병변을 가진 환자에게 적용

정답 : 1_② 2_③

03 가로막 호흡의 특징으로 맞는 것을 모두 고르면?

> 가. 환기의 효율을 높인다.
> 나. 가스교환과 산화를 증가시킨다.
> 다. 효과적인 환기가 일어난다.
> 라. 호흡에서 가로막의 기능을 강조한다.

① 가, 나, 다 ② 가, 다 ③ 나, 라
④ 라 ⑤ 가, 나, 다, 라

▶ 가로막 호흡
- 환기의 효율을 향상
- 호흡의 노력을 감소
- 가로막(횡격막) 운동의 증가
- 가스교환과 산화를 증가

04 폐활량 촉진호흡법에 대한 설명으로 맞지 않는 것은?

① 지속적인 최대 흡기를 강조하는 환기훈련
② 폐활량계를 사용하여 흡기를 하며 몇 초간 흡기 상태를 지속
③ 편안한 자세 또는 반 누운자세에서 실시
④ 환자의 약한 호기근 강화를 위해 적용
⑤ 폐활량계를 이용하여 청각적, 시각적 피드백을 제공

▶ 폐활량 촉진호흡법
- 편안한 자세 또는 반 누운자세를 취함.
- 환자가 3~4번의 느리고 편안한 호흡을 하게 하고, 4번째 호흡에서 최대로 숨을 내쉬게 함.
- 환자의 입에 폐활량계를 위치시키고 폐활량계를 통해서 최대로 숨을 마시게 하고 몇 초간 흡기를 유지
- 하루에 5~10회 반복

05 호흡곤란 증상이 있는 만성 폐쇄성 폐 질환 환자에게 유용한 호흡법으로 가장 적절한 것은?

① 추를 이용한 가로막 호흡법
② 가로막 호흡법
③ 폐활량 촉진호흡법
④ 오므린 입술호흡법
⑤ 혀인두 호흡법

▶ 오므린 입술호흡법
- 호흡곤란 증상 발현과 관계하는 만성 폐쇄성 폐 질환(COPD) 환자에게 유용
- 호흡률을 감소시키고 1회 호흡 용적을 증가시키며, 운동 내성을 향상

정답 : 3_⑤ 4_④ 5_④

06 가로막 호흡운동의 자세로 가장 적절한 것은?

① 반 누운자세 ② 엎드린 자세
③ 바로 누운자세 ④ 의자에 앉은자세
⑤ 다리를 뻗고 앉은자세

07 추를 이용한 가로막 호흡법에 대한 내용으로 맞는 것을 모두 고르면?

> 가. 작은 추를 환자의 윗배에 올려 놓다.
> 나. 가로막을 강화시키기 위한 호흡법이다.
> 다. 환자가 추에 대항하여 호흡하는 시간을 점차적으로 증가한다.
> 라. 흡기 시 위가슴의 확장을 강조한다.

① 가, 나, 다 ② 가, 다 ③ 나, 라
④ 라 ⑤ 가, 나, 다, 라

08 혀인두 호흡법의 특징으로 맞지 않는 것은?

① 중증의 근약증이 있는 소아마비 환자에게 적용
② 흡기의 깊이와 환자의 허파 용량을 증가
③ 입을 다물고 혀로 공기를 밀어 인두로 보냄.
④ 상위 척수 손상환자에게 적용
⑤ 호흡법 중 가장 편안하고 쉬운 방법

단원정리문제 해설

▶ 가로막 호흡의 절차
- 반 기댄자세와 같이 가로막(횡격막)이 이완된 자세에서 시작
- 호흡보조근을 통한 호흡 패턴이 있다면 호흡보조근의 이완을 먼저 가르침.
- 치료사는 앞쪽 갈비연골 바로 아래 배 곧은근(복직근)에 손을 올려 놓고 환자에게 코로 느리고 깊게 숨을 마시게 함.
- 환자는 어깨를 이완시켜 유지하고 위가슴부는 움직이지 않고 배의 상승만을 허용함.
- 다음 조절된 호기를 이용하여 천천히 모든 공기를 내보냄.

▶ 추를 이용한 가로막 훈련
- 환자가 약간 머리를 들어올린 자세를 취하거나 수평위 자세를 취함.
- 작은 추(3~5파운드)를 환자의 윗배 위에 올려놓음.
- 위가슴을 조용하게 유지하도록 시도하는 동안 숨을 깊게 마시도록 함.
- 환자가 추의 저항에 대항하여 호흡하는 시간을 점차적으로 증가시킴.
- 환자가 15분 동안 흡기보조근의 사용 없이 가로막 호흡 패턴을 계속할 수 있을 때 추를 증가

▶ 혀인두 호흡법
- 흡기근이 많이 약화되어 있을 때 환자의 흡기 능력을 증진시키는 호흡 운동
- 중증의 근육 약증이 있는 소아마비 환자를 보조하기 위한 호흡 운동
- 배우기가 어려움
- 호흡 합병증이 쉽게 발생할 수 있는 상위 척수 손상환자에게 주로 적용

정답 : 6 ① 7 ① 8 ⑤

09 기침이 일어나는 순서로 맞는 것은?

① 깊은 흡기 → 성문이 열림 → 성문이 닫힘 → 배근 수축 → 폭발적 호기
② 깊은 흡기 → 배근 수축 → 성문이 닫힘 → 성문이 열림 → 폭발적 호기
③ 깊은 흡기 → 성문이 닫힘 → 성문이 열림 → 배근 수축 → 폭발적 호기
④ 깊은 흡기 → 성문이 닫힘 → 배근 수축 → 성문이 열림 → 폭발적 호기
⑤ 깊은 흡기 → 성문이 열림 → 배근 수축 → 성문이 닫힘 → 폭발적 호기

10 기침의 효율성을 감소시키는 요소로 맞는 것은 모두 고르면?

가. 가슴의 외상	나. 전신마취
다. T12 이상의 척수 손상	라. 흡연

① 가, 나, 다 ② 가, 다 ③ 나, 라
④ 라 ⑤ 가, 나, 다, 라

11 점액의 양과 점성을 증가시키는 요소로 맞지 않는 것은?

① 낭포성 섬유종
② 만성 기관지염
③ 삽관
④ 폐렴과 같은 폐 감염
⑤ 과도한 수분 섭취

▶ 기침의 기전
- 깊은 흡기가 일어남.
- 성문이 닫히고 성대가 긴장
- 배근이 수축하고 가로막(횡격막)이 올라감.
- 가슴우리 내압과 배 내압이 상승
- 성문이 열림.
- 폭발적인 호기가 일어남.

▶ 기침의 효율성을 감소시키는 요인
- 가, 나, 다, 라 외에
- 급성 폐 질환
- 갈비뼈 골절
- 근이영양증과 같은 근육병 질환과 약증
- 기관절개술
- 가슴벽과 배 절개
- 낭포성 섬유종
- 만성 기관지염
- 탈수증 등

▶ 점액의 양과 밀도 증가
- 낭포성 섬유종
- 만성 기관지염
- 폐렴과 같은 폐 감염
- 탈수증
- 삽관

정답 : 9_④ 10_⑤ 11_⑤

12 체위배담법에 대한 설명으로 맞지 않는 것은?

① 중력을 이용한 객담의 제거 방법
② 분비물은 기침이나 기관 내 흡입으로 정화
③ 흡기 시 진동법을 적용하여 배담을 보조
④ 배담 부위에 따른 환자의 자세가 중요함.
⑤ 도수기법을 추가하여 적용

13 체위배담법의 적응증으로 맞는 것을 모두 고르면?

가. 울혈성 심부전증	나. 폐색전증
다. 심한 폐부종	라. 낭포성 섬유증

① 가, 나, 다   ② 가, 다   ③ 나, 라
④ 라   ⑤ 가, 나, 다, 라

14 진동법에 대한 설명으로 맞지 않는 것은?

① 양손으로 환자의 가슴벽을 율동적으로 두드림.
② 타진법과 함께 적용
③ 호기를 하는 동안에 적용
④ 가슴벽을 부드럽게 압박하며 빠르게 진동
⑤ 큰 기도로 분비물을 이동시키기 위해 적용

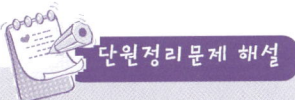

▶ 체위배담법
- 기초 정화를 위한 또다른 중재
- 중력이 배담 과정을 보조하기 위해 다양한 자세로 환자를 위치시켜 폐 분절에서 분비물을 중심 기도로 이동시키는 방법
- 분비물은 기침이나 기관 내 흡입에 의해 정화

▶ 체위배담법의 적응증
- 만성 폐쇄성 폐 질환
- 급성 폐감염, 폐렴
- 만성 기관지염
- 낭포성 섬유증
- 폐 농양
- 무기폐
- 확장부전증

▶ 진동법
- 체위배담 시 타진법과 함께 협력하여 사용
- 큰 기도로 분비물을 이동하기 위해 심호흡을 할 때 호기를 하는 동안에만 적용
- 양손을 피부와 가슴벽 위에 놓고 환자가 숨을 내쉴 때 가슴벽을 부드럽게 압박하며 빠르게 진동

정답 : 12 ③ 13 ④ 14 ①

15 타진법의 금기증을 맞는 것을 모두 고르면?

> 가. 종양 부위의 뼈
> 나. 항응고 치료 중인 환자
> 다. 폐색전증
> 라. 혈소판 수치가 높은 환자

① 가, 나, 다   ② 가, 다   ③ 나, 라
④ 라   ⑤ 가, 나, 다, 라

16 체위배담 시 적용 가능한 도수기법으로 맞는 것을 모두 고르면?

> 가. 타진법   나. 유날법
> 다. 진동법   라. 마찰법

① 가, 나, 다   ② 가, 다   ③ 나, 라
④ 라   ⑤ 가, 나, 다, 라

17 상부 분절의 체위배담 시 적절한 자세는?

① 반 누운자세
② 45° 머리와 어깨관절 상승 자세
③ 바로 누운자세
④ 엎드려 누운자세
⑤ 45° 머리내림자세

▶ 단원정리 문제 해설

▶ 타진법의 금기증
 - 골절, 척추유합이나 뼈엉성증 부위의 뼈
 - 종양 부위의 뼈
 - 폐색전증
 - 저혈소판 수치와 같이 출혈이 쉽게 일어날 수 있는 상태
 - 항응고 치료 중인 환자

▶ 도수기법
 - 타진법
 - 진동법
 - 흔들기

▶ 상부 분절
 - 환자는 엎드려 누운자세에서 허리를 평편하게 하기 위해 배 밑에 베개를 놓음.

정답 : 15_① 16_② 17_④

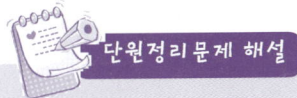
단원정리 문제 해설

18 전폐 첨구의 체위배담 시 타진법을 적용하는 위치는?

① 어깨뼈 윗각 ② 어깨뼈 아래각
③ 어깨뼈 모서리 ④ 빗장뼈 아래
⑤ 아래 갈비뼈

▶ 타진법을 이용하여 빗장뼈(쇄골) 아래에 직접 적용

19 바로 누운자세에서 체위배담을 실시하는 폐 분절은?

① 전폐 첨구 ② 전엽구
③ 왼쪽 후엽 ④ 오른쪽 후엽
⑤ 후분절

▶ 전엽구
- 타진법은 유두 또는 가슴 위에만 양쪽에 직접적으로 적용

20 체위배담법에 대한 설명으로 맞는 것을 모두 고르면?

| 가. 기초 정화를 위한 중재법 |
| 나. 충분한 수분 섭취를 해줌. |
| 다. 호기 시에 진동법이나 타진법을 적용 |
| 라. 심한 고혈압이나 저혈압은 금기 |

① 가, 나, 다 ② 가, 다 ③ 나, 라
④ 라 ⑤ 가, 나, 다, 라

▶ 체위배담법
- 기초 정화를 위한 또다른 중재
- 중력이 배담 과정을 보조하기 위해 다양한 자세로 환자를 위치시켜 폐 분절에서 분비물을 중심 기도로 이동시키는 방법
- 분비물은 기침이나 기관 내 흡입에 의해 정화

▶ 진동법
- 체위배담 시 타진법과 함께 협력하여 사용
- 큰 기도로 분비물을 이동하기 위해 심호흡을 할 때 호기를 하는 동안에만 적용
- 양손을 피부와 가슴벽 위에 놓고 환자가 숨을 내쉴 때 가슴벽을 부드럽게 압박하며 빠르게 진동

21 체위배담법의 금기증으로 맞는 것을 모두 고르면?

| 가. 기흉 | 나. 폐색전증 |
| 다. 심부정맥 | 라. COPD |

① 가, 나, 다 ② 가, 다 ③ 나, 라
④ 라 ⑤ 가, 나, 다, 라

▶ 금기증
- 심한 폐부종
- 울혈성 심부전
- 폐색전증
- 기흉
- 심부정맥
- 불안정한 협심증
- 광범위한 늑막삼출 등

정답 : 18_④ 19_② 20_⑤ 21_①

Chapter 17 폐 질환 | 215

MEMO

Chapter 18
중추신경계 물리치료

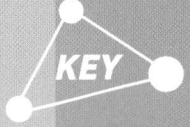

- 중추신경계는 뇌와 척수를 포함하며, 신경계에서 가장 많은 부위를 차지하는 부분입니다. 또한 중추신경계를 구성하는 뇌는 사고와 이성적 판단과 같은 고차원적 정신기능과 함께 정상적인 신체활동을 하는데 필요한 움직임을 만들어내며, 생명유지에 반드시 필요한 기능도 수행합니다. 이렇게 다양한 기능을 수행하는 중추신경계는 한번 손상되면 회복되기 어렵다는 특징이 있습니다.

- 이번 챕터에서는 중추신경계 손상 환자를 치료하기 위해 적용되는 다양한 중추신경계 물리치료접근법에 대하여 알아볼 것입니다. 뇌를 비롯한 중추신경계의 작용기전에 대해서는 아직 밝혀지지 않은 부분이 많습니다. 그렇기 때문에 이번 챕터에서 소개될 각각의 치료접근법은 비슷한 점도 있지만 약간의 차이점도 존재합니다.

- 중추신경계 물리치료에서 소개되는 여러 치료접근법은 임상에 나가서도 자주 접하게 되는 부분입니다. 이번 챕터의 공부를 통해 다양한 중추신경계 물리치료 접근방법에 대한 이해와 각각의 특징을 알 수 있는 기회가 되시기 바랍니다.

꼭! 알 아 두 기

1. Rood의 치료적 접근방법
2. Brunnstrom의 공동운동 요소
3. Brunnstrom의 편마비 회복 단계
4. Bobath 접근법의 개요
5. Vojta 접근법의 정의
6. PNF의 정의
7. PNF의 운동 패턴

CHAPTER 18 중추신경계 물리치료

1 Rood의 접근법

1 개요
(1) 원하는 근반응의 유발과 과제에 맞는 근 긴장도의 정상화
(2) 신경발달학적 이론에 근거한 감각운동 조절
(3) 감각 조절 자극과 개체 발생학적 단계를 이용
(4) 활동에 의한 목적있는 반응의 요구가 필요하다는 것을 강조

2 Rood의 근육 분류
(1) 경일근(light work muscle, type II)
　① 신체의 표면, 먼쪽에 위치함.
　② 대부분 큰관절성 근육
　③ 중일근보다 수의적 조절을 많이 받음.
(2) 중일근(heavy work muscle, type I)
　① 신체 내부에, 가까운쪽에 위치함.
　② 대부분 짧은 관절성 근육
　③ 반사적으로 조절

3 운동 조절 발달 단계
(1) 운동성 : 대항근의 상호 억제에 의해 근 자체의 고유 범위 내에서 수축하는 단계
(2) 안정성 : 관절 주위 근육들이 안정성을 위해 동시에 협력 수축을 일으키는 단계
(3) 조절된 운동성 : 먼쪽이 고정되고 가까운쪽이 움직이는 단계
(4) 숙련 : 가까운쪽이 안정되고 먼쪽이 자유롭게 움직이는 단계

4 치료 접근
(1) 촉진법
　① 운동성 촉진법
　　- 가벼운 촉지나 피부의 쓰다듬기는 저역치 A감각 섬유를 활성화시킴.

② 안정성 촉진법
　　a. 근육의 수축이 일정 시간 지속되도록 촉진
　　b. 빠른 솔질로 근복에 대한 지속적인 압력을 가함.
③ 특수 감각기를 통한 자극
　　a. 단조로운 시각 자극 : 이완
　　b. 자극적인 시각 자극 : 촉진
　　c. 치료사의 느리고 낮은 목소리 : 이완
　　d. 치료사의 빠르고 높은 목소리 : 촉진
　　e. 불쾌하거나 유해한 자극 : 교감신경계 반응을 유도
　　f. 즐겁고 무해한 자극 : 부교감신경계 반응을 유도

(2) 억제법
① 어깨관절 압박은 경련성 근육의 억제를 위해 적용
② 가볍게 압박을 주면서 후지 부위에 쓰다듬기 (stroking)를 적용
③ 바로 누운자세에서 옆으로 구르게 함.
④ 근육의 닿는곳을 압박하면서 근 닿는곳 아래의 파시니안 소체를 자극

5 Rood가 제시한 두 종류의 전체 패턴

(1) 패턴 I (상성 굽힘근 패턴)
① 입의 상부 중앙 (5번째 뇌신경 지배 부위)을 가볍게 눌렀을 때 손을 입으로 가지고 가는 반사 동작
② 손목관절과 손가락은 펴지고 팔꿈관절과 어깨관절은 굽혀짐.
③ 이 경우 아이들은 팔다리가 모두 굽힘되지만 성인의 경우 배꼽 주위의 배 (T10 수준)를 자극했을 때만 다리가 굽힘됨.

(2) 패턴 II (긴장성 폄근 패턴)
① 근육 내에 있는 신장 감수기에 반복적으로 빠른 솔질을 가했을 때 나타남.
② 미로에 대한 자극도 긴장성 폄근 패턴을 촉진하는데, 미로는 긴장성 미로 역자세에서 의해 자극되고 신장감수기들은 솔질 외에 진동이나 압력에 의해 활성됨.

6 혀운동의 촉진과 억제

(1) 혀의 뒤쪽 올림과 삼킴 패턴 발달을 위한 촉진
　- 자극을 주는 지점 : 혀의 뒤쪽 1/3 부위

(2) 혀운동 패턴의 정상화를 위한 구토 반응 촉진
① 구토반응의 감소나 소실이 있다면 숨뇌 손상을 의심
② 인두구개궁, 설구개궁의 자극으로 구토반응 촉진

(3) 혀의 후퇴 발달을 위한 촉진
① 혀를 뒤로 끌어들이는 구조물에 압력을 가함.
② 양측 소대 위 혀아래 부위를 수동적으로 진동
③ 혀를 앞쪽으로 빠르게 당기며 신장시킴.

2 Brunnstrom의 접근법

1 정의
- 편마비 환자에서 일어나는 자발적 운동을 복제하여 치료와 일상생활에 이용

2 편마비 평가

(1) 자세반사의 평가
① 긴장성 반사
② 긴장성 요부반사
③ 골반의 위치가 몸통의 상부운동에 영향을 미침.
④ 골반 위에서 몸통이 돌림, 가쪽굽힘, 앞·뒤 굽힘할 때 팔다리의 근긴장 분포에 변화 발생
⑤ 경반사는 팔에, 요부반사는 다리에 더 강한 영향

(2) 연합반응의 평가
① 침범된 팔다리의 반대편 팔다리에 저항운동을 실시할 때 편마비 환자의 침범된 팔다리에서 관찰되는 불수의적 동작 혹은 반사적 근긴장의 증가
② 경련성이 있을 때 좀더 쉽게 유발됨.
③ 팔 : 정상 쪽의 굽힘운동(폄운동)에 대하여 저항 → 침범된 쪽의 굽힘운동(폄운동)
④ 다리 : 정상 쪽의 굽힘운동(폄운동)에 대하여 저항 → 침범된 쪽의 폄운동(굽힘운동)
⑤ 동측성 공동운동은 반사적으로 유발된 운동 중에서 가장 확실하게 일어남.
  * 동측성 공동 운동 : 신체의 편측 팔과 다리(하지)의 의존성
- Raimist 현상 : 환자를 바로 눕게 한 상태에서 침범되지 않은 쪽의 넙다리에 대하여 저항을 주면서 바깥돌림을 하면 침범된 쪽 다리에서 벌림이 일어나고, 반대로 모음을 하게 하면 반대쪽 다리에서도 모음이 일어나는 연합반응

3 기본적 팔다리 공동운동
- 편마비 환자는 초기 이완성 단계에서 경련성이 발달하며, 팔다리운동이 나타남.
- 초기 경련성 기간 중 편마비 팔다리 공동운동은 반사운동이나 수의운동 시 나타남.

(1) 팔
　① 굽힘근 공동운동 요소
　　a. 팔이음뼈(견갑대)의 뒤당김과 올림
　　b. 어깨관절의 벌림, 바깥돌림
　　c. 팔꿉관절 굽힘
　　　　*팔의 굽힘 공동 운동 중 가장 강하게 나타남.
　　d. 아래팔(전완)의 바깥돌림
　　e. 손목관절 및 손가락의 굽힘
　② 폄근 공동운동 요소
　　a. 앞쪽 수축에서의 팔이음뼈 고정
　　b. 어깨관절 모음, 안쪽돌림
　　c. 팔꿉관절 폄
　　d. 아래팔의 엎침

(2) 다리
　① 굽힘근 공동 운동 요소
　　a. 엉덩관절 굽힘, 벌림, 바깥돌림
　　b. 무릎관절 굽힘
　　c. 발목관절의 발등쪽 굽힘, 안쪽번짐
　　d. 발가락의 발등쪽 굽힘
　② 폄근 공동운동 요소
　　a. 엉덩관절 폄, 모음, 안쪽돌림
　　b. 무릎관절 폄
　　c. 발목관절의 발바닥쪽 굽힘, 안쪽번짐
　　d. 발가락의 발바닥쪽 굽힘

4 회복 단계의 평가

(1) stage 1 : 발병 직후의 이완성 단계, 팔다리의 수의적 운동이 불가능
(2) stage 2 : 회복이 시작함에 따라 경련성이 서서히 발달함. 연합반응이나 기본적 팔다리 공동운동으로 약간의 수의적 운동이 가능
(3) stage 3 : 경련성이 가장 강한 단계, 환자는 공동운동을 수의적으로 할 수 있음.
(4) stage 4 : 경련성이 서서히 감소하며, 공동운동으로부터 분리된 몇 가지 수의적 운동이 가능함.
(5) stage 5 : 기본적인 팔다리 공동운동이 상실, 좀 더 어려운 동작이 가능
(6) stage 6 : 경련성이 없어지고 개별적인 관절 운동이 회복되어 협조운동이 정상이 가까워짐.

5 감각의 평가

- 촉각(touch), 압각(pressure), 운동감각(kinesthesia), 고유감각(proprioception)

6 편마비 치료

(1) 몸통의 기능훈련
   ① 경사훈련
   ② 몸통의 앞쪽굽힘 훈련
   ③ 몸통의 회전훈련

(2) 팔의 기능훈련
   ① 1~3단계의 훈련
      a. 치료 목표 : 공동작용의 수의적 조절 증진, 목적있는 활동의 강조
      b. 기본적 치료원리 : 수의적 운동을 위한 근육의 긴장을 발달시키기 위해 긴장성 반사와 연합반응 혹은 고유수용기나 외수용기를 자극
      c. 연합반응은 보통 근수축을 촉진하기 위해 사용됨.
      d. 근수축을 시킬 때는 일반적으로 등척성 → 원심성 → 구심성 수축 순으로 실시
   ② 4~5단계의 훈련
      a. 치료 목표 : 공동운동으로부터 분리된 수의적 운동의 증진
      b. 기본적인 치료 원리 : 다양한 동작을 연합하여 이용함으로써 운동이 공동 운동 패턴에서 분리되어 일어나도록 함.
      c. 고유수용기와 외수용기의 자극은 계속 사용
      d. 긴장성 반사와 연합반응은 더 이상 허용하지 않음.

(3) 손의 기능훈련
   - 손의 기능훈련은 회복의 여러 단계에서 팔 기능의 회복과 병행하여 또는 분리하여 실시

3 Bobath의 신경 발달학적 접근법

1 개요

(1) 정위반응과 평형반응을 이용하여 정상적인 운동 조절의 촉진과 비정상적인 근긴장의 분포를 억제
(2) 비정상적인 자세와 근긴장은 핵심 부위를 조절하여 달성할 수 있음.
(3) 핵심 부위 : 머리, 목뼈, 몸통, 엄지, 손가락 등

2 신경 발달학적 치료를 위한 신경생리학

(1) 정상 자세반응
   ① 정위반응(Righting Reaction)
      a. 정위반응은 자동반응이며, 공간에서의 머리의 정상적인 위치와 몸통과 더불어 몸통 및 팔다리의 정상적인 정렬과 머리의 정상적인 관계를 유지하고 복귀시키는데 작용
      b. 영아기에 발달하며, 5개월 쯤에 잘 발달되어 있음.

② 평형반응(Equilibrium Reaction)
  a. 평형반응은 모든 동작에서 균형을 유지하고 회복하는데 기여하는 자동반응
  b. 넘어지려고 할 때처럼 무게 중심의 변위가 생기면 평형 반응은 깨어진 균형을 유지하려고 반대운동을 일으킴.
  c. 손상에 대한 제1 방어선을 형성함.
③ 파라슈트 반응(Parachute Reaction)
  a. 균형을 잃어 넘어지려는 순간에는 머리와 얼굴이 손상되지 않도록 보호하기 위해 팔과 손을 사용하게 되는 반응
  b. 인간의 제2 방어선으로 기여
④ 자세 변화에 대한 근육의 자동적응(Automatic Adaptation)
  a. 정상적인 사람에 있어서는 중력 방향으로 또는 중력을 이겨내어 운동을 할 때 자세 반사기전은 팔다리의 무게를 조절하는데, 이러한 기전을 중력에 대한 자세적응이라고 부름.
  b. 예를 들어 몸이 앞으로 넘어지면 의지와는 관계없이 척추세움근(척추기립근)이 자동적으로 수축

(2) 병적현상
  ① 연합반응(Associated Reactions)
    a. 근육의 수의적인 조절이 안 되는 자세반응
    b. 경련성이 심할수록 연합반응은 더욱 강해지고 오래 지속됨.
    c. 편마비 환자의 연합반응은 경련성을 환측 전체로 퍼지게 하여 편마비의 전형적인 자세를 두드러지게 함.
    d. 연합반응은 힘줄쪽의 작용으로 환측에서 나타날 뿐 아니라 환측 다리를 들어올리거나 팔을 사용하려고 할 때에도 환측 팔에서 나타남.
  ② 비대칭성 긴장성 목반사(Asymmetrical Tonic Neck Reflex ; ATNR)
    a. 머리를 한쪽으로 돌림(회전)시키면 얼굴쪽 팔다리는 폄근긴장이 증가되고, 뒤통수쪽 팔다리는 굽힘근긴장이 증가됨.
    b. 머리를 환측으로 돌리면 얼굴쪽 다리는 뻣뻣하게 펴되고, 힘줄쪽으로 돌리면 얼굴쪽 다리는 굽힘됨.
    c. 환자는 주로 힘줄쪽으로 고개를 돌리려고 하는 것이 특징임.
  ③ 양성 지지반응(Positive Supporting Reaction)
    a. 발바닥에 갑자기 압력을 가하는 자극에 의하여 유도되는 폄근반응
    b. 대항근이 이완되어 있는 팔다리의 모든 폄근에 영향을 줌.
    c. 굽힘근과 폄근이 동시에 수축하는 것이 특징임.
    d. 영향을 주는 자극요소 : 발의 내재근 신장에 의한 고유수용성 자극, 발바닥의 지면 접촉에 의하여 유발되는 외수용성 자극

2 치료에 이용되는 기술

(1) 핵심 부위 조절법
  ① 머리 (대칭성 긴장성 목반사의 영향 아래에 있을 때)

a. 머리 폄 시 엉덩관절과 다리의 굽힘 경련성이 증가하여 엉덩관절과 다리가 굽힘되고, 목부와 척추는 폄되어 앞굽음증이 유발됨.
b. 팔이음뼈(견갑대)와 머리를 앞쪽굽힘하면 엉덩관절과 다리 폄근 경련성이 증가하여 머리의 조절이 어느 정도 증가한다 하더라도 앉는데 어려움이 따르게 됨.

② 팔이음뼈와 팔
a. 아래팔 엎침, 어깨관절 안쪽돌림 → 폄근 경련이 억제됨.
b. 팔꿉관절 폄 상태에서 아래팔 뒤침, 어깨관절 바깥돌림 → 굽힘이 억제되고 폄이 촉진됨.
c. 팔꿉관절 폄, 아래팔 뒤침, 어깨관절 바깥돌림 상태에서 팔을 수평 벌림 → 굽힘근 경련이 억제됨.
d. 팔을 바깥돌림 상태에서 올림 → 경련성 팔다리마비와 양지마비 환자의 다리 및 엉덩관절 척추의 폄이 촉진

③ 골반과 다리
a. 다리의 굽힘 → 발목관절의 발등쪽굽힘, 바깥돌림과 벌림을 촉진
b. 다리 폄 상태에서의 바깥돌림 → 발목관절의 발등쪽 굽힘과 벌림이 촉진
c. 발가락의 발등쪽 굽힘 → 다리의 벌림과 바깥돌림, 발목관절의 발등쪽 굽힘을 촉진, 다리의 폄근 경련성을 억제

(2) 자발적 운동의 촉진과 자극 기술
① 운동 촉진의 시기와 방법
a. 모든 신생아와 어린이 : 무정위형보다는 경련형에 더 많이 사용
b. 모든 경련형 환자 : 기초적 운동 패턴의 성취와 발달을 위해 사용
c. 무정위형과 실조형 환자 : 비정상적이고 변동이 심한 긴장력 때문에 행동은 비정상이 됨. 반응에 대한 확실성이 없으므로 반복하는 것이 매우 중요함.

② 기술
a. 치료용 공 위에서의 여러 가지 반사 패턴
b. 미로반사, 정위반사, 평형반사 등의 유도를 위한 기술
c. 미로반사와 고유수용성 반사의 유도를 위한 기술
d. 보호폄근 밀기반사 유도를 위한 기술

3 고유수용기와 촉각을 자극하기 위한 기술

(1) 기술의 적용
① 저긴장증 후 명백한 혹은 실질적인 근육의 약화가 있을 때 사용
② 경련성이나 간헐적 경축은 치료 시 완전하게 억제하거나 감소시킴.
③ 감각 유입의 부족 때문에 기인된 근육의 약화가 있을 때 사용
④ 실절적인 감각 결함은 아니지만 어린이가 감각운동 경험이 부족으로 인하여 어떻게 움직여야 할지 모를 때 사용

(2) 경련 증가를 피하는 방법
① 자극이 원하는 경로를 통하여 유입되도록 하기 위해 반사 억제 패턴과 함께 항상 연합하여 자극을 적용
② 자극은 신중하게 적용하고 단지 자세 긴장력이 낮을 때만 이 방법을 이용

③ 국소 반응 유발에 목표를 두어야 하며, 광범위하게 연합반응이 나타나지 않도록 해야 함.

(3) 중요한 자극 기술
① 체중부하(weight bearing), 압력(pressure, compression), 저항(resistance)
② 배치와 유지(placing and holding)
③ 타진(tapping)

4 Vojta의 접근법

1 정의

- 뇌성마비 환자의 치료 방법으로 신체에서 운동 유발을 위한 자극점을 찾아내고 자극점에 압력을 주어 반응을 유도하며, 이러한 감각운동을 반복하여 정상운동 패턴을 일으키도록 고안된 신경운동학적 치료법

2 Vojta의 진단 방법

(1) Vojta반응
 - 아이의 등을 검사자 쪽으로 향하게 하여 몸통을 잡고 수직위를 취한 상태에서 갑자기 아이의 몸을 수평이 되게 함.

(2) 견인반응
 - 아이를 바로 누운자세에서 고개를 중위로 한 다음 아이를 45°까지 들어올림.

(3) Peiper의 역수직반응
 - 바로 누운자세 (4~5개월), 또는 엎드린자세 (5개월 이후)에서 아이의 무릎을 잡고 머리가 아래로 향하게 하여 갑자기 들어올림.

(4) Collis의 역수직반응
 - 바로 누운자세에서 한쪽 무릎을 잡고 갑자기 들어올려 머리가 아래를 향하게 함.

(5) Collis에 의한 수평현수반응
 - 아이가 옆으로 누운 자세에서 한쪽 윗팔과 넙다리를 붙잡고 그대로 들어올림.

(6) Landau반응
 - 아이를 손바닥 위에 엎드린자세로 위치하게 함. 아이가 정확한 수평을 유지하게 하는 것이 중요

(7) 겨드랑 걸치기반응
 - 아이의 등이 검사자 쪽을 향하도록 몸통을 붙잡고 머리가 위로 가도록 들어올림.

3 Vojta의 치료법

(1) 반사적 기기

① 출발 자세 (starting position)
    a. 엎드려 누운자세를 취함.
    b. 얼굴은 약간 구부려 왼쪽 또는 오른쪽으로 30° 돌림.
    c. 얼굴이 돌아가 있는 쪽의 팔은 어깨관절을 120~130° 굽힘시켜 손목이 어깨와 일직선이 되게 함.
    d. 반대쪽 팔은 엎침 상태로 하여 다리쪽으로 내려 놓음.
    e. 양쪽 다리는 반쯤 굽힘시키고, 엉덩관절은 바깥돌림 상태에 있게 함.

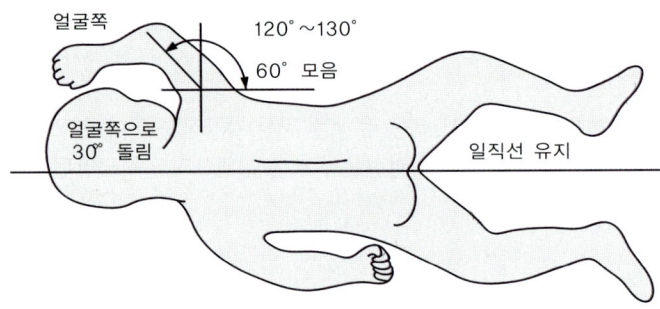

② 유발점
    a. 반사를 일으키는 주요 유발점 : 팔다리에 위치
    b. 보조유발대 : 각 팔다리의 몸쪽, 몸통에서는 어깨뼈 아래각에 있음.
    c. 신생아 시기에는 한 개의 유발대로부터 전체 협조운동 복합체를 활성화시킴.

③ 반응

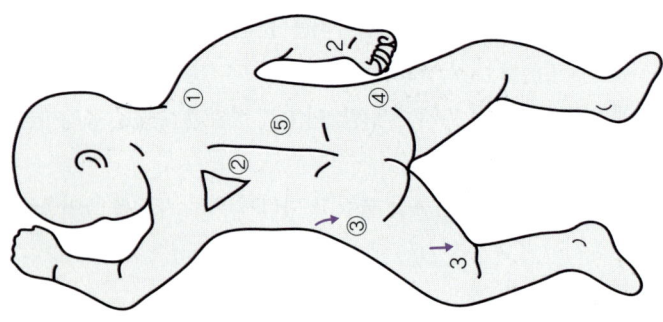

(2) 반사적 뒤집기

① 출발 자세 (starting position)
  a. 바로 누운 자세에서 팔다리는 자유롭게 함.
  b. 머리는 치료사 쪽으로 30°를 유지
  c. 누르는 힘의 방향은 반대쪽 어깨를 향함.
② 유발점

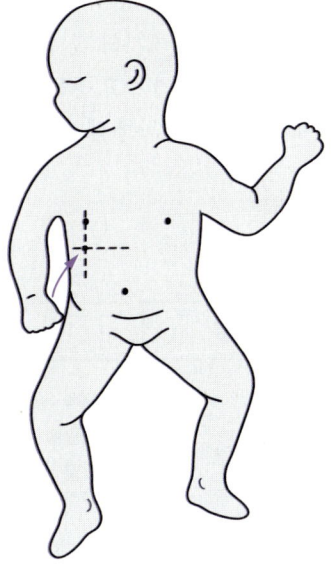

구심성 입구	효과
중간 가슴부 영역의 후신경근	· 직접적으로 갈비뼈사이근이 신장 (제 7, 8 갈비뼈 사이가 최대로 신장)
T6~T8 후신경근	· 갈비가로돌기근이 간접적으로 신장 (제 6, 7, 8 갈비뼈에서 최대로 신장)
TC1~C4 후신경근	· 가로막이 간접적으로 신장 (뒤통수쪽이 약간 더 신장됨)
숨뇌의 미주신경핵	· 허파의 간접적인 압박과 종격의 밀림에 의해 허파와 가슴막의 내수용기 자극
T12~L4 및 T5~T12의 후신경근	· 얼굴쪽의 허리네모근과 뒤통수쪽의 배바깥빗근 (외복사근)이 간접적으로 신장됨

5 고유수용성 신경근 촉진법 (PNF)

1 개요
(1) Herman Kabat의 치료 방법
(2) Sherrigton의 개념을 치료법에 적용
(3) 고유수용기를 자극하여 신경근육계의 반응을 촉진 또는 증대시키는 치료 방법

2 운동의 요소
(1) 굽힘 혹은 폄
(2) 모음 혹은 벌림 : 정중선에 근접하여 이 선을 가로지르거나 멀어지는 운동
(3) 돌림

3 PNF 운동선의 특징

(1) 나선적, 대각선적 촉진 패턴의 주요근이 최대 한도로 수축할 수 있음.
(2) 돌림은 처음 단계부터 실시
(3) 운동선을 따르면 주요 근을 최대 한도로 신장할 수 있음.
(4) 패턴 운동 시 시작될 때 나선적 특징을 가진 돌림 운동이 먼저 일어남.

4 집단 운동

(1) 팔

분류	D1	D2
굽힘 (flextion)	• 어깨뼈 : 올림, 내밈, 위쪽돌림 • 어깨관절 : 굽힘, 벌림, 바깥돌림 • 아래팔 : 뒤침 • 손목, 손가락 : 노뼈쪽 굽힘, 엄지벌림	• 어깨뼈 : 올림, 전인, 위쪽돌림 • 어깨관절 : 굽힘, 벌림, 바깥돌림 • 아래팔 : 뒤침 • 손목, 손가락 : 노뼈쪽 폄, 엄지 폄
폄 (extension)	• 어깨뼈 : 내림, 내밈 아래쪽돌림 • 어깨관절 : 폄, 벌림, 안쪽돌림 • 아래팔 : 뒤침 • 손목, 손가락 : 노뼈쪽 폄, 엄지 폄	• 어깨뼈 : 내림, 벌림, 아래쪽돌림 • 어깨관절 : 폄, 벌림, 안쪽돌림 • 아래팔 : 엎침 • 손목, 손가락 : 자뼈쪽 굽힘, 엄지 맞섬

(2) 다리

분류	D1	D2
굽힘 (flextion)	• 골반 : 내밈 • 엉덩관절 : 굽힘, 벌림, 바깥돌림 • 발목관절, 발가락 : 발등쪽 굽힘, 안쪽번짐, 발가락 폄	• 골반 : 내림 • 엉덩관절 : 굽힘, 벌림, 안쪽돌림 • 발목관절, 발가락 : 발등쪽 굽힘, 바깥번짐, 발가락 폄
폄 (extension)	• 골반 : 뒤당김 • 엉덩관절 : 폄, 벌림, 안쪽돌림 • 발목관절, 발가락 : 발바닥쪽 굽힘, 바깥쪽 번짐, 발가락 굽힘	• 골반 : 내림 • 엉덩관절 : 폄, 벌림, 바깥돌림 • 발목관절, 발가락 : 발바닥쪽 굽힘, 안쪽번짐, 발가락 굽힘

5 촉진을 위한 기술

(1) 저항 (resistance)
　① 저항의 목적
　　a. 근수축력의 증진
　　b. 운동 조절 능력의 증진

c. 운동 인식력의 도모
d. 근력의 증가
② PNF에서의 저항
a. 환자가 적극적인 의지로 참여하여 최대의 노력이 일어나도록 하기 위해 필요한 저항
b. 환자가 치료사의 저항에 견디면서 움직임을 일으킬 수 있는 알맞은 저항의 양을 의미
c. 환자가 치료사의 과도한 저항에 대항하여 움직임을 일으키면 이로 인하여 대상작용이나 abnormal synergy가 나타날 수 있음.
d. 모든 저항은 통증이나 근피로가 발생되지 않도록 제공
e. 저항을 주었을 때 일어나는 수축은 단일근에 한정되지 않고 방산 과정을 통하여 다른 근육에도 광범위하게 전달되어 협력근의 수축을 촉진
③ 저항을 적용하여 운동시키는 방법
a. 등장성 수축을 유도하기 위함. 수의적 운동이 일어날 수 있는 범위 내에서 최대한의 저항을 적용
b. 등척성 수축을 유도하기 위함. 환자가 일으키는 근수축력보다 큰 저항을 적용하여 관절의 운동이 일어나지 않도록 함.

(2) 방산 (irradiation)
① 매우 큰 자극을 어떤 근육에 주었을 때 멀리 떨어진 근육에까지 영향을 주어 반사적 수축을 일으킴.
② 근수축의 특별한 패턴 안에서만 일어남.
③ 협력근 군을 통하여 흥분이 전파되는 것과 동일한 특이한 패턴
④ 치료사는 강한 근육에 저항을 주어 약한 근육의 강화를 유도

(3) 맨손 접촉 (manual contact)
① 맨손으로 환자를 잡을 때 환자 피부감수기와 다른 압력감수기를 자극
② 맨손 접촉은 환자에게 정확한 운동의 방향을 암시하고 운동을 유도
③ 근육에 가해지는 압력은 근수축을 보조
④ 치료사는 lumbrical grip으로 환자를 잡음.

(4) 시각적 자극
① 환자의 자세와 동작을 조절하고 교정하거나 조절할 때 이용
② 눈의 움직임은 머리와 체간의 운동에 영향을 줌.
③ 환자의 시선은 치료 부위의 운동 방향을 따라 함께 움직이도록 함.
④ 시각적 자극에 의한 피드백은 보다 강한 근수축을 유발

(5) 구두 명령
- 치료는 구두 명령을 통해 환자에게 무엇을 할 것인지를 알려줌.
- 음성은 청각을 자극하여 환자의 근수축에 영향을 줌.
- 치료사는 환자에 따라 음성의 크기와 속도를 조절함.
① 3가지 구두 명령
a. 예령 : 환자에게 동작을 준비시키는 명령   예 "자"
b. 본령 : 동작을 시작하게 만드는 명령   예 "다리를 올리세요."

   c. 교정령 : 동작이 수정되거나 교정될 필요가 있을 때의 명령 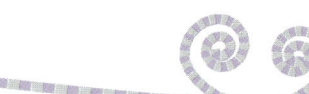 "발가락은 계속 당기세요."
  ② 음성의 강도
   a. 강한 음성 : 환자에게 능동운동 시 강력한 근수축을 유발시키기 위해 사용
   b. 부드러운 음성 : 환자를 이완시키거나 통증을 감소시키기 위해 사용

(6) 당김
 ① 관절면을 서로 떨어뜨리는 것
 ② 관절면에 있는 고유수용기를 자극함으로서 운동에 영향을 줌.
 ③ 당김을 통해 운동을 촉진
 ④ 적응증 : 관절통
 ⑤ 금기증
  - 급성 관절염과 같은 증상이 있는 환자
  - 골절, 탈구, 인대 파열과 같은 정형외과적 손상
  - 통증을 유발하는 경우

(7) 접근
 ① 관절면을 서로 밀착시킴.
 ② 관절면에 있는 고유수용기를 직접 자극하여 운동에 영향을 줌.
 ③ 자세의 안정성을 촉진
 ④ 자세반사의 자극을 위하여 사용할 수 있음.
 ⑤ 체중부하와 항중력근의 근수축 촉진
 ⑥ 금기증
  - 관절에 염증이 있거나 통증이 있는 환자
  - 골절과 같은 정형외과적인 문제

(8) 신장
 ① 신장 자극은 근육이 최대로 길어졌을 때 일어남.
 ② 길어진 근육, 동일한 관절을 지나는 협력근, 다른 연관된 협력근을 촉진함.
 ③ 가장 큰 촉진은 팔다리나 몸통의 모든 협력근들이 최대로 늘어났을 때 일어남.

(9) 타이밍
 ① 동작의 연속적인 진행
 ② 협응 동작은 운동 단계의 정확한 타이밍이 요구됨.
 ③ 가장 잘 협응하고 효율적인 동작의 정상 타이밍은 먼쪽으로부터 가까운쪽으로 일어남.
 ④ 조절과 협응이 발달하면서 두측에서 미측으로, 가까운쪽에서 먼쪽으로 진행
 ⑤ 정상 타이밍을 회복하는 것이 치료의 목표가 되기도 함.
 ⑥ 강조를 위한 타이밍을 적용할 때는 근력이 G등급 이상일 때가 가장 좋음.

단원정리문제

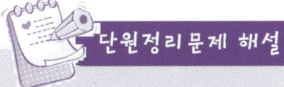
단원정리문제 해설

01 신경발달학적 이론에 근거한 감각운동 조절을 통한 치료적 접근 방식으로 맞는 것은?

① Rood ② Brunnstrom ③ Bobath
④ Vojta ⑤ PNF

▶ Rood의 접근법
- 원하는 근반응의 유발과 과제에 맞는 근 긴장도의 정상화
- 신경발달학적 이론에 근거한 감각 운동 조절
- 감각 조절 자극과 개체 발생학적 단계를 이용
- 활동에 의한 목적있는 반응의 요구가 필요하다는 것을 강조

02 Rood의 치료 접근 중 안정성 촉진을 위한 방법으로 맞는 것을 모두 고르면?

가. 경관절 압박
나. 가벼운 촉지나 피부의 쓰다듬기
다. 근육의 정지부를 압박하며 파시니안 소체를 자극
라. 빠른 솔질로 근복에 지속적 압력을 가함.

① 가, 나, 다 ② 가, 다 ③ 나, 라
④ 라 ⑤ 가, 나, 다, 라

▶ 안정성 촉진
- 근육의 수축이 일정 시간 지속되도록 촉진
- 빠른 솔질로 근복에 대한 지속적인 압력을 가함.

03 운동성 촉진을 위한 방법으로 맞는 것은?

① 가벼운 쓰다듬기
② 근복에 지속적 압박
③ 단조로운 시각 자극
④ 즐겁고 무해한 자극
⑤ 바로 누운 자세에서 옆으로 구르게 함.

▶ 운동성 촉진법
- 가벼운 촉지나 피부의 쓰다듬기는 저역치 A감각 섬유를 활성화시킴.

정답 : 1.① 2.④ 3.①

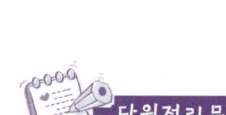

04 억제를 위한 방법으로 맞는 것을 모두 고르면?

> 가. 어깨관절 압박
> 나. 근 닿는곳을 압박하며 파시니안 소체를 자극
> 다. 가벼운 압박을 주며 후지 부위를 쓰다듬기
> 라. 바로 누운자세에서 옆으로 구르게 함.

① 가, 나, 다   ② 가, 다   ③ 나, 라
④ 라   ⑤ 가, 나, 다, 라

▶ 억제법
- 어깨관절 압박은 경련성 근육의 억제를 위해 적용
- 가볍게 압박을 주면서 후지 부위에 쓰다듬기를 적용
- 바로 누운자세에서 옆으로 구르게 함.
- 근육의 닿는곳을 압박하면서 근 닿는 곳 아래의 파시니안 소체를 자극

05 빠른 솔질로 근복이 지속적인 압력을 가할 때 얻을 수 있는 효과로 맞는 것은?

① 근육의 이완
② 운동성 촉진
③ 안정성 촉진
④ 부교감신경계 반응을 유도
⑤ 경련성 근육의 억제

▶ 안정성 촉진
- 근육의 수축이 일정시간 지속되도록 촉진
- 빠른 솔질로 근복에 대한 지속인 압력을 가함.

06 편마비 환자에서 일어나는 자발적 운동을 복제하여 치료와 일상생활에 이용하는 치료기법은?

① Rood   ② Brunnstrom   ③ Bobath
④ Vojta   ⑤ PNF

▶ Brunnstrom의 접근법
- 편마비 환자에서 일어나는 자발적 운동을 복제하여 치료와 일상생활에 이용

정답 : 4_⑤ 5_③ 6_②

07 다리의 폄근 공동운동 요소로 맞지 않는 것은?

① 발가락의 발바닥쪽 굽힘
② 발목관절의 발바닥쪽 굽힘과 바깥번짐
③ 무릎관절 폄
④ 엉덩관절 폄
⑤ 엉덩관절 모음, 안쪽돌림

▶ 다리의 폄근(신전근) 공동운동 요소
  - 엉덩관절(고관절) 폄, 모음, 안쪽돌림 (내회전)
  - 무릎관절 폄
  - 발목관절의 발바닥쪽 굽힘, 안쪽번짐
  - 발가락의 발바닥쪽 굽힘

08 팔의 굽힘근 공동운동 요소로 맞는 것을 모두 고르면?

가. 팔꿉관절 굽힘
나. 아래팔의 엎침
다. 팔이음뼈의 올림
라. 어깨관절 안쪽돌림

① 가, 나, 다   ② 가, 다   ③ 나, 라
④ 라   ⑤ 가, 나, 다, 라

▶ 팔(상지)의 굽힘근 공동운동
  - 팔이음뼈(견갑대)의 뒤당김(후인)과 올림
  - 어깨관절의 외전, 바깥돌림(외회전)
  - 팔꿉관절(주관절) 굽힘
  - 아래팔의 뒤침
  - 손목관절(수근관절) 및 손가락의 굽힘

09 Brunnstrom의 편마비 회복 단계에서 4단계에 해당하는 내용으로 맞는 것을 모두 고르면?

가. 공동운동으로부터 분리된 운동이 일어나기 시작한다.
나. 협조운동이 정상에 가까워진다.
다. 경련성이 서서히 감소되어 가는 단계이다.
라. 팔다리의 수의적 운동이 불가능하다.

① 가, 나, 다   ② 가, 다   ③ 나, 라
④ 라   ⑤ 가, 나, 다, 라

▶ stage 4
  - 경련성이 서서히 감소하며 공동운동으로부터 분리된 몇 가지 수의적 운동이 가능함.

정답 : 7_② 8_② 9_②

10 브룬스트롬 단계에서 경련성이 가장 강한 단계는?

① 1단계　　② 2단계　　③ 3단계
④ 4단계　　⑤ 5단계

▶ stage 3
- 경련성이 가장 강한 단계, 환자는 공동 운동을 수의적으로 할 수 있음.

11 팔의 공동운동에서 가장 강하게 나타나는 요소는?

① 어깨뼈 뒤당김
② 어깨관절 벌림
③ 어깨관절 바깥돌림
④ 팔꿉관절 굽힘
⑤ 아래팔의 뒤침

▶ 팔꿉관절 굽힘
- 팔의 굽힘 공동운동 중 가장 강하게 나타남.

12 Brunnstrom의 회복 단계에서 경련성이 서서히 발달하는 시기는?

① 1단계　　② 2단계　　③ 3단계
④ 4단계　　⑤ 5단계

▶ stage 2
- 회복이 시작함에 따라 경련성이 서서히 발달함, 연합 반응이나 기본적 팔다리 공동운동으로 약간의 수의적 운동이 가능

13 정상적인 운동 조절을 촉진하고 비정상적인 근긴장 분포를 억제하는 치료법은?

① Rood　　② Brunnstrom　　③ Bobath
④ Vojta　　⑤ PNF

▶ Bobath의 신경발달학적 접근법
- 정위반응과 평형반응을 이용하여 정상적인 운동 조절의 촉진과 비정상적인 근긴장의 분포를 억제
- 비정상적인 자세와 근긴장은 핵심 부위를 조절하여 달성할 수 있음.
- 핵심 부위 : 머리, 목뼈(경추), 체간, 엄지손가락, 손가락 등

정답 : 10_③　11_④　12_②　13_③

14 보바스 치료에서 억제해야 할 현상으로 맞는 것을 모두 고르면?

> 가. 평형반응
> 나. 파라슈트 반응
> 다. 정위반응
> 라. 연합반응

① 가, 나, 다 ② 가, 다 ③ 나, 라
④ 라 ⑤ 가, 나, 다, 라

15 PNF의 촉진을 위한 기술에서 맨손 접촉에 대한 내용으로 맞는 것을 모두 고르면?

> 가. 피부감수기 자극
> 나. 환자의 운동 방향을 유도
> 다. 근수축을 보조
> 라. Lumbrical grip으로 환자를 잡음.

① 가, 나, 다 ② 가, 다 ③ 나, 라
④ 라 ⑤ 가, 나, 다, 라

16 뇌성마비 환자의 치료법으로 운동 유발 지점에 압력을 가하여 반응을 유도하는 치료법은?

① Vojta ② Bobath ③ Brunnstrom
④ Rood ⑤ PNF

단원정리 문제 해설

▶ 정위반응과 평형반응을 이용하여 정상적인 운동 조절의 촉진과 비정상적인 근긴장의 분포를 억제

▶ 맨손 접촉
- 맨손으로 환자를 잡을 때 환자 피부감수기와 다른 압력감수기를 자극
- 맨손 접촉은 환자에게 정확한 운동의 방향을 암시하고 운동을 유도
- 근육에 가해지는 압력은 근수축을 보조
- 치료사는 lumbrical grip으로 환자를 잡음.

▶ Vojta의 접근법
- 뇌성마비 환자의 치료 방법으로 신체에서 운동 유발을 위한 자극점을 찾아내고, 자극점에 압력을 주어 반응을 유도하며, 이러한 감각운동을 반복하여 정상운동 패턴을 일으키도록 고안된 신경운동학적 치료법

정답 : 14_② 15_⑤ 16_①

17 다음 중 보이타의 진단 방법으로 맞지 않는 것은?

① 당김반응　　　　　② Collis의 역수직반응
③ Landau반응　　　　④ 겨드랑 걸치기반응
⑤ 양성 지지반응

▶ Vojta의 진단 방법
- Vojta반응
- 당김반응
- Peiper의 역수직반응
- Collis의 역수직반응
- Collis에 의한 수평 현수반응
- Landau반응
- 겨드랑 걸치기반응

18 고유수용기를 자극하여 신경근육계의 반응을 촉진 또는 증진하는 치료 방법은?

① Vojta　　　② Bobath　　　③ Brunnstrom
④ Rood　　　⑤ PNF

▶ PNF
- Herman Kabat의 치료 방법
- Sherrigton의 개념을 치료법에 적용
- 고유수용기를 자극하여 신경근육계의 반응을 촉진 또는 증대시키는 치료 방법

19 PNF를 통한 운동치료 시 촉진을 위한 기술로 맞지 않는 것은?

① 저항　　　② 방산　　　③ 활주
④ 당김　　　⑤ 맨손 접촉

▶ 촉진을 위한 기술
- 저항
- 방산
- 맨손 접촉
- 시각적 자극
- 구두 명령
- 당김
- 접근
- 신장
- 타이밍

정답 : 17_⑤　18_⑤　19_③

20 큰 자극을 주었을 때 멀리 떨어진 근육에까지 영향을 주어 반사적 수축을 일으키는 현상은?

① 저항   ② 방산   ③ 맨손 접촉
④ 당김   ⑤ 신장

21 보바스 치료법에 대한 설명으로 맞지 않는 것은?

① 원시반사의 억제
② 선택적 협응운동 촉진
③ 연합반응을 치료에 이용
④ 정위반응과 평형반응을 이용
⑤ 핵심 부위를 조절하여 비정상적 근긴장 조절

22 저항의 강도에 대한 설명으로 맞지 않는 것은?

① 근수축력의 증진 목적이다.
② 근피로가 발생할 정도로 적용한다.
③ 저항은 방산 과정을 통해 다른 근육의 수축을 촉진한다.
④ 환자의 근력보다 큰 저항을 적용하여 관절 운동을 막는다.
⑤ 과도한 저항은 대상작용을 발생시킬 수 있다.

▶ 방산
- 매우 큰 자극을 어떤 근육에 주었을 때 멀리 떨어진 근육에까지 영향을 주어 반사적 수축을 일으킴.
- 근수축의 특별한 패턴 안에서만 일어남.
- 협력근 군을 통하여 흥분이 전파되는 것과 동일한 특이한 패턴.
- 치료사는 강한 근육에 저항을 주어 약한 근육의 강화를 유도

▶ ③은 Brummstrom의 접근법

▶ 저항
- 환자가 적극적인 의지로 참여하여 최대의 노력이 일어나도록 하기 위해 필요한 저항
- 환자가 치료사의 저항에 견디면서 움직임을 일으킬 수 있는 알맞은 저항의 양을 의미
- 환자가 치료사의 과도한 저항에 대항하여 움직임을 일으키면 이로 인하여 대상작용이나 abnormal synergy가 나타날 수 있음.
- 모든 저항은 통증이나 근피로가 발생되지 않도록 제공
- 저항을 주었을 때 일어나는 수축은 단일근에 한정되지 않고 방산 과정을 통하여 다른 근육에도 광범위하게 전달되어 협력근의 수축을 촉진

정답 : 20_② 21_③ 22_②

참고문헌

신경해부 생리학, 청구문화사, 노민희, 용준환, 김계엽, 김동환
근골격계 생체역학, 영문출판사, 권미지
새용어 사람해부학, 현문사, 한국해부생리학교수협의회
신경과학, 정담미디어, Laurie Lundy-Ekman
임상신경해부학, 현문사, 이한기, 김명훈, 김본원, 김진상, 김철용
기능해부학, 현문사, 신흥철, 정학영 외
인체해부학, 청담미디어, 노민희, 이정수 외
인체생물학, 아카데미서적, 강성구, 강신성 외
해부학, 고려의학, 대한해부학회
생리학, 라이프사이언스, STUART IRA FOX
해부생리학, 영문출판사, Valerie C. Scanlon
질환별 물리치료, 영문출판사, 오설리반 & 슈미츠
타이디 질환별 물리치료, 군자출판사, Stuart B. Porter
근골격계 질환별 물리치료, 현문사, 박지환
전기치료학, 하늘뜨락, 김순희, 김명훈, 민경옥, 박홍기, 박영한, 오경환
물리치료학 개론, 테라북스, 이인학, 고태성 외 3명
광선치료학, 대학서림, 박찬의, 박래준 외
냉,온을 이용한 물리치료학, 영문출판사, 박래준
수치료의 이론과 실제, 현문사, 박종철
보조기 의지학, 대학서림, 정진우
의지 보조기학, 탑메디오피아, 김장환
운동치료 총론, 영문출판사, 키스너 콜비
물리치료사를 위한 신경재활, 영문출판사, DarcyUmphred, Connie Carlson
고유수용성신경근촉진법, 대학서림, 구봉오, 권미지, 김경태, 김경환, 김명섭
신경물리치료학, 대학서림, 구봉오, 김수민, 권미지, 김상수
휴먼 퍼포먼스와 운동생리학, 대경북스, 정일규, 윤진환
근육검진, 영문출판사, 강세윤
물리치료 진단학, 영문출판사, 이현옥 외
정형도수치료 진단학, 현문사, DAVID J. MAGEE
임상 운동학, 영문출판사, 이현옥 외
근골격계의 기능해부 및 운동학, 정담미디어, 뉴만
재활의학, 한미의학, 박창일, 문재호
공중보건학, 고문사(KMS), 구성회 외 18명
의료기사법, 국가 법령 정보 센터, 법제처
의료법, 국가 법령 정보 센터, 법제처
지역보건법, 국가 법령 정보 센터, 법제처
감염병의 예방 및 관리에 관한 법률, 국가 법령 정보 센터, 법제처

Index

가로막 호흡 … 202
가성 근정적 구축 … 71
가슴문증후군 … 116
간격훈련 … 62
겨드랑 걸치기반응 … 225
견인반응 … 225
결절종 … 97
경일근 … 218
계통검사 … 16
골반저 기능장애 … 185
골지힘줄기관 … 72
과부하의 원리 … 61
과사용증후군 … 126, 143
과사용증후군 … 97
관절 놀기 … 84
관절가동술 … 84
교원섬유 … 72
구심성 수축 … 41
굽힘 편증 … 169
근력 … 38
근방추 … 72
근세팅 운동 … 40
근약증 … 98
근정적 구축 … 70
급성 동맥폐쇄증 … 192
급성 혈전성 정맥증 … 193
기계적 신장 … 76
기초기질 … 72
기침의 기전 … 204
나기 유형 … 14
내인성 근경련 … 97
능동관절 가동범위운동 … 24
다각도 등척성 운동 … 40
단춧구멍 변형 … 132
닫힌 사슬운동 … 43
당김 … 170
도수교정 … 84
도수기법 … 206
도수림프 배액법 … 195
도수신장 … 76
두상활차 … 26

등속성 운동 … 42
등장성 운동 … 41
등척성 운동 … 40
류마티스 관절염 … 101, 132
림프부종 … 194
마사지 … 99
만성 동맥부전증 … 193
만성 염증 … 100
만성 정맥부전증 … 193
맨손 접촉 … 229
무릎-넙다리뼈의 기능장애 … 151
반달판막 열상 … 153
반사적 교감신경 이영양증 … 117
반사적 근방어 … 97
발살바 현상 … 39
방산 … 229
배곧은근 이개 … 184
백조목 변형 … 132
복장빗장관절 … 112
봉운동 … 25
비대칭성 긴장성 목반사 … 223
비대칭성 약증 … 169
비수축성 조직 … 71
비체중부하 … 169
뼈관절염 … 132, 140
상반 교대적 운동기구 … 26
선천적 기운목 … 169
섬유힘줄집염 … 134
손가락 사다리 … 25
손목굴 증후군 … 133
수동관절 가동범위운동 … 23
수축성 조직 … 71
순환-간격훈련 … 63
순환훈련 … 63
신장의 속도 … 75
아탈구 … 96
안정성 … 74
안정화 운동 … 40
압박성 신경병증 … 116
압박증후군 … 186
앞굽음 자세 … 165

Index

양성 지지반응 … 223
어깨관절 동통증후군 … 113
어깨관절 탈구 … 115
어깨봉우리위팔관절 … 112
엉덩관절대치술 … 141
엉치엉덩통 … 184
역전성의 원리 … 61
연합반응 … 223
연합반응의 평가 … 220
열린 사슬운동 … 43
염좌 … 96
옆굽음증 … 167
오목위팔관절 … 110
오므린 입술호흡법 … 203
운동강도 … 61
운동기간 … 61
원심성 수축 … 41
유산소운동 훈련 … 56
이완된(구부정한) 자세 … 165
인대 손상 … 152
일률 … 39
자가가동술 … 84
자가신장 … 76
자세 기능부전 … 165
자세반사의 평가 … 220
자세성 허리통증 … 184
자세의 평형 … 164
작용근 수축 … 76
저가동성 … 70
정렬성 … 74
정맥류 … 185
정위반응 … 222
정적 신장 … 75
정적 점증적 신장 … 75
조직액 정체 … 168
좌상 … 96
중일근 … 218
지구력 … 39
지속적 수동운동 장치 … 27
지속훈련 … 62
진동법 … 206

진동운동 … 89
척추원반 돌출 … 168
척추원반 병리 … 167
체위배담법 … 205
최대 산소섭취량 … 56
타진법 … 206
탈컨디셔닝 … 57
특발성 굳은어깨 … 110
파라슈트 반응 … 223
편마비 평가 … 220
편평한 상부 허리뼈 … 166
편평한 허리자세 … 166
폄 편증 … 169
평형반응 … 223
폐활량 촉진호흡법 … 203
피트니스 … 56
핵심 부위 조절법 … 223
혀인두 호흡법 … 203
화골성 근염 … 126
활막염 … 96
흔들기 … 206
흡기 저항훈련 … 202
히스테리성 기운목 … 170
힘줄조직 병변 … 96
Brunnstrom의 접근법 … 220
Collis의 역수직반응 … 225
DAPRE … 41
Delome 방법 … 41
Emblass exercise … 167
Golthwaite exercise … 167
ICIDH … 14
Landau반응 … 225
MWM … 84
Oxford 방법 … 41
Peiper의 역수직반응 … 225
Raimist 현상 … 220
ROM 증진 … 103
Rood의 접근법 … 218
Vojta반응 … 225
William exercise … 167

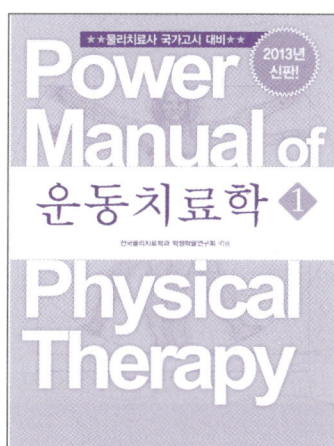

이 책은
yedangbook.co.kr 로도
구매할 수 있습니다.

편 저	전국물리치료학과 학생학술연구회 엮음
발행일	2013년 2월
펴낸이	최경락
펴낸곳	예당북스
신고번호	제 25100-2000-8호
주 소	서울시 강동구 동남로 67길 43, 2층(명일동) Tel : 02)489-2413, 3427-2410 / Fax : 02)2275-0585
ISBN	978-89-6814-007-5 978-89-6814-001-3 (세트)

· 잘못된 책은 본사와 서점에서 바꾸어 드립니다.
· 본사의 허락없이 임의로 내용의 일부를 인용하거나 전재, 복사는 행위를 금합니다.
· 책값은 뒤 표지에 있습니다.